U0135479

图书在版编目（CIP）数据

中医基础学/李今庸编著. —北京：学苑出版社，2023.9
（国医大师李今庸医学全集）
ISBN 978-7-5077-6697-4

Ⅰ. ①中…　Ⅱ. ①李…　Ⅲ. ①中医医学基础　Ⅳ. ①R22

中国国家版本馆 CIP 数据核字（2023）第 112525 号

责任编辑：黄小龙
出版发行：学苑出版社
社　　　址：北京市丰台区南方庄 2 号院 1 号楼
邮政编码：100079
网　　　址：www. book001. com
电子邮箱：xueyuanpress@ 163. com
联系电话：010 - 67601101（营销部）、010 - 67603091（总编室）
印 刷 厂：北京兰星球彩色印刷有限公司
开本尺寸：710 mm×1000 mm　1/16
印　　张：16. 75
字　　数：249 千字
版　　次：2023 年 9 月第 1 版
印　　次：2023 年 9 月第 1 次印刷
定　　价：96. 00 元

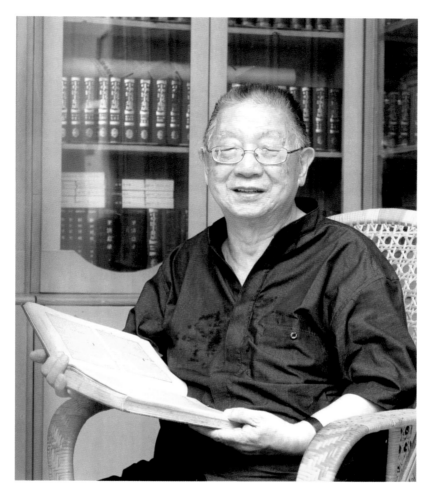

　　李今庸，男，1925年出生，湖北枣阳市人，当代著名中医学家，中医教育学家，湖北中医药大学终身教授，国医大师，国家中医药管理局评定的第一批全国老中医药专家学术经验继承工作指导老师。

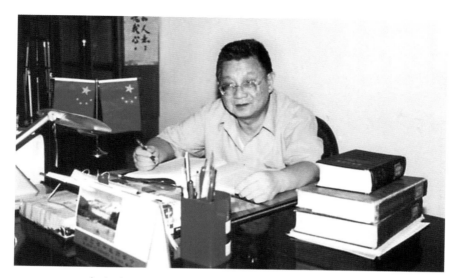

李今庸教授主持湖北省中医药学会工作20余年

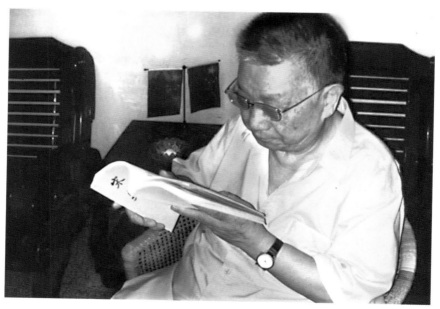

李今庸教授在研读史书

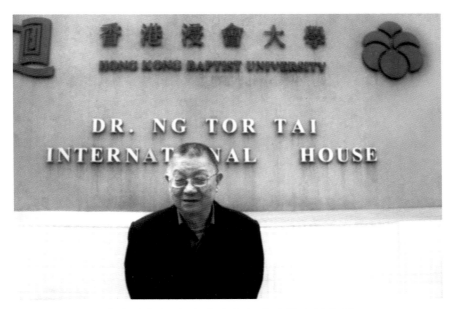

李今庸教授在香港浸会大学讲学期间留影

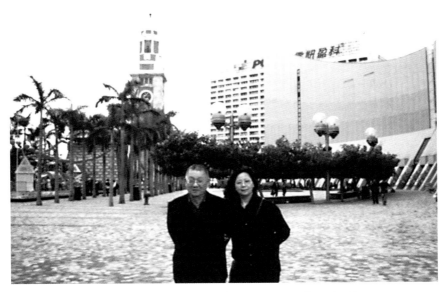

李今庸教授在香港讲学期间与女儿李琳合影

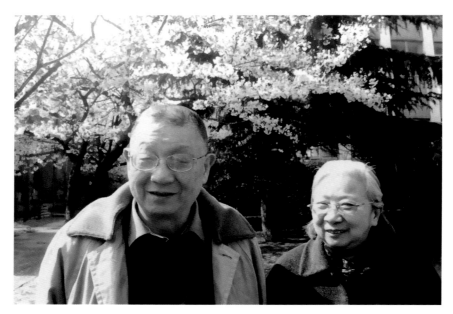

李今庸教授与夫人齐立秀合影

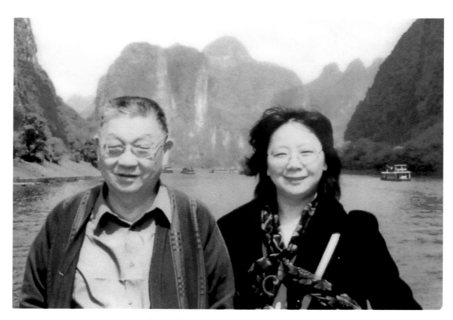

李今庸教授与女儿李琳合影

中国的长期封建社会中，创造了灿烂的古代文化。清理古代文化的发展过程，剔除其封建性的糟粕，吸收其民主性的精华，是发展民族新文化提高民族自信心的必要条件，但是决不能无批判地兼收并蓄。

摘自《新民主主义论》

李今庸教授书法（一）

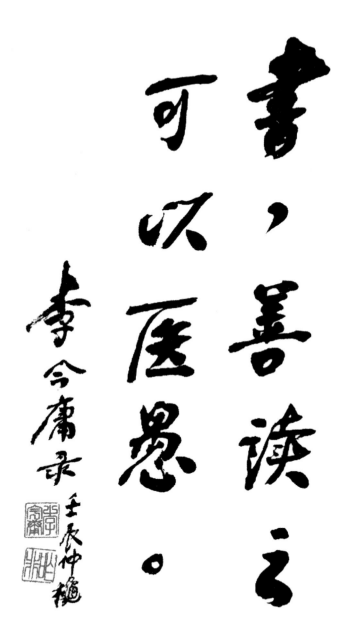

书，善读之可以医愚。

李今庸录 壬辰仲秋

李今庸教授书法（二）

兴起的治经学方法，引入到古医籍的研究整理之中。他依据训诂学、校勘学、音韵学、古文字学的基本原理，以及方言学、历史学、古文献学、考古学和历代避讳规律等相关知识，结合中医药学理论和临床实际经验，对古医书中的疑难问题进行了深入研究。对古医书中有问题的内容，则采用多者刈之、脱者补之、隐者彰之、错者正之、难者考之、疑者存之的方法，细心疏爬。他治学态度严谨，一言之取舍必有据，一说之弃留必合理。其研究所涉及的范围相当广泛，如《素问》《灵枢》《难经》《甲乙经》《太素》《伤寒论》《金匮要略》《神农本草经》《肘后方》《新修本草》《千金要方》《千金翼方》《马王堆汉墓帛书》以及周秦两汉典籍中有关医学的内容。每有得则笔之以文，其研究的千古疑难问题多达数百处。从20世纪50年代末至现在，他发表了诸如"析疑""揭疑""考释""考义"类文章200多篇。2008年，他在外地休养的时候，凭记忆又搜集了古医书中疑难之处88条；同时，还从《吕氏春秋》高诱训解的文字中，总结出声转可通的文字121例，其中部分内容现已整理成文，由此可见先生对古医籍疏爬之勤。

设帐杏坛　传道授业

李今庸先生执教已62个春秋，在中医教育学上，开创和建立了两门中医经典学科（《黄帝内经》《金匮要略》）。他先后长期系统性地给师资班、西学中班、本科生、研究生等各类不同层次学生讲授《金匮要略》《黄帝内经》《难经》及《中医学基础》等课程。自1978年开始，又在全国中医界率先开展《内经》专业研究生教育。同时，李今庸先生还担任北京中医两院（中国中医研究院、北京中医学院）研究生班《金匮要略》授课老师。1973年起，李今庸先生受邀赴原北京中医学院、原上海中医学院讲授《中医学基础》；1978年起，并先后赴辽宁、广西、上海等地的中医药院校讲授《黄帝内经》《金匮要略》等经典课程。

李今庸先生非常重视教材建设。1958年，他首先在原湖北中医学院筹建金匮（内科）教研组，并担任组长，其间独立编写了《金匮讲义》，作为本院本科专业使用。1963年独立编写了全国中医学院第二版试用教材《金匮要略讲义》，从而将《金匮》这一学科推向了全国；1973年，为适应社会上的需求，对该书稍作润色，作为全国中医学院第三版试用教材再版发行。1960年，担任《内经》教研组组长，独立编写了《医经选讲义》《内经讲义》（原文），供湖北中医学院本科专业使用；1961 年，独立编写了《难经选读》《黄帝内经素问讲义》（原文），供湖北中医学院本科专业、西医学习中医班使用；1962 年，独立编写了中医学院讲义《内经》（蓝本）；1963 年，赴江西庐山参加了全国中医学院第二版试用教材《内经讲义》的审稿定稿。1974、1976 年分别协编全国中医学院教材《中医学基础》；1977、1979 年，主编《内经选编》《内经选读》，作为原湖北中医学院中医研究生班前期课程中的《内经》试用教材，并亦供中医本科专业使用，该教材受到全国《内经》教师的好评；1978 年，参与编著高等中医药院校教学参考丛书《内经》；1982 年主编高等中医药院校本科生、研究生两用教材《黄帝内经选读》，1987 年为光明中医函授大学编写出版了《金匮要略讲解》。几十年来，李今庸先生为中医药院校教材建设，倾注了满腔心血。

李今庸先生注重师资队伍建设。先生在主持原湖北中医学院内经教研室工作时，非常重视对教师的培养。1981 年，他在教研室提出了"知识非博不能返约，非深不能至精"的思想。他要求教师养成"读书习惯和写作习惯"。为配合教师读书方便，他在教研室创建了图书资料库室，收藏各类图书 800 余册，并随时对教师的学习情况进行督促检查。1983 年，他组织主持教研室教师编写刊印了《黄帝内经索引》；同时，他又组织主持教研室教师编写了《新编黄帝内经纲目》，作为本院及部分兄弟院校《内经》专业研究生学位使用教材。通过编辑书籍及教学参考资料，提高教师的专业水平。在对教师的使用上，尽量做到人尽其才，才尽其用。通过十几年坚持不懈努力，现已培养出一批较高素质的中医药教师队伍。

在半个多世纪的中医药教学生涯中，先生主张择人而教、因材施教，注重传授真知和问答教学。他要求学生学习中医时必须树立辩证唯物主义和历史唯物主义思维方式，将不同时代形成的医学著作和理论体系置于特定历史时代背景中研究，重视经典著作教学和学生临床实践。1962 年，先生辅导高级西医离职学习中医班集体写作《从藏府学说看祖国医学的理论体系》一文，全文刊登于《光明日报》，并被《人民日报》摘要登载、《中医杂志》全文收载，在全国产生了很大影响。

扎根一线　累起沉疴

李今庸先生在 80 年的医疗实践中，形成了独特的医疗风格、完整的临床医学思想，积累了大量的临床经验。其一，形成了完整的临床医学指导思想，即坚持辩证历史唯物主义思想指导下的"辨证论治"；其二，独创个人临床医疗经验病证证型治疗分类约 580 余种，著有《李今庸临床经验辑要》《中国百年百名中医临床家丛书·李今庸》《李今庸医案医论精华》等临床著作。

李今庸先生通晓中医内外妇儿及五官各科，尤长于治疗内科和妇科疾病。在 80 年的临床实践中，他在内伤杂病的补泻运用上形成了自己独特的风格，即泻重痰瘀，补主脾肾。脾肾两藏，一为后天之本，一为先天之本，是人体精气的主要来源。二藏荣则一身俱荣，二藏损则一身俱损。因此，在治虚损证时，补主脾肾。在临床运用中，具体又有所侧重，小儿重脾胃，老人重脾肾，妇女重肝肾。慢性久病，津血易滞，痰瘀易生，痰瘀互结互病，易成窠囊。他对于此类病证的治疗是泻重痰瘀，或治其痰，或泻其瘀，或痰瘀同治。他临床经验丰富，辨证准确，用药精良，常出奇兵以制胜，其经验可见于《国医大师李今庸医学全集》中。

李今庸先生非常强调临床实践对理论的依赖性，他常说："治病如同打仗一样，没有一定的医学理论做指导，就不可能进行正确的医疗活动。"如 1954 年长江流域发大水，遭受特大洪涝灾害之时，奔赴一线的李今庸"抗洪抢险防病治病"工作队，以中医理论为指导，运用中药枯矾等，成功控制住了即将暴发的急性传染性消化道疾病；再如一壮年男子，突发前阴上缩，疼痛难忍，呼叫不已，李今庸先生据《素问·厥论》"前阴者，宗筋之所聚"，《素问·痿论》"阳明者，五藏六府之海，主润宗筋"的理论，为之针刺足阳明经之归来穴，留针 10 分钟，病愈，后数十年未再发，此案正印证了其善于以经典理论对临床的指导运用。李老常言："方不在大，对证则效；药不在贵，中病即灵。"

从 1976 年起，李老应邀赴北京、上海、南京、南宁、福州、香港、韩国大田等多地讲学，传授临床经验，深入开展中外学术交流。

振兴中医　奔走疾呼

李今庸先生作为一代中医药思想家，从未停止过对中医药学理论、临床、教育的反复深入思考。1982 年、1984 年，他两次同全国十余名中医药专家联名上书党中央、国务院，建议成立国家中医药管理总局，加强党对中医药事业的领导，受到中央领导重视和采纳。1986年国务院批示，1988年，国家中医药管理局挂牌成立。其后，又积极支持组建中医药专业出版社。1989年，中国中医药出版社成立。2003年，向党中央和国务院领导写信陈述中医药学优越性和东方医学特色，建议制定保护和发展中医药的法规，同年，国务院颁布《中华人民共和国中医药条例》。

李老在担任湖北省政协常委及教科文卫体委员会副主任期间，深入基层考察调研，写了大量提案及信函建议。在湖北省第五届政协会议上，提出"请求省委、省政府批准和积极筹建'湖北省中医管理局'，以振兴我省中医药事业"等提案。2006年，湖北省中医药管理局成立。

1980年、1983年等分别向省委、省政府致信建议召开李时珍学术会议，成立李时珍研究会，开展相关研究，为在全国范围内形成纪念李时珍学术活动氛围奠定了坚实根基。

1986年李老当选为湖北省中医药学会理事长。此后，主持湖北省中医药学会工作长达二十余年。组织举行"鄂港澳台国际学术交流大会""国际传统医学大会"等各种大型中医药学术研讨会和国际学术交流会议。期间，连续数年主编有《湖北中医药信息》《中医药文化有关资料选编》等。

近年来，李老对中医药学术发展方向继续进行深入思考与研究。认为中西医学不能互相取代，只能在发展的基础上取长补短，必须努力促使西医中国化、中医现代化，先后撰写和发表了《论中医药学理论体系的构成和意义》《发扬中医药学特色和优势提高民族自信心和自豪感》《试论我国"天人合一"思想的产生及中医药文化的思想特征》《中医药学应以东方文化的面貌走向现代化》《关于中西医结合与中医药现代化的思考》《略论中医学史和发展前景》等文章。

今将李今庸先生历年写作刊印、出版和未出版的各种学术著作，集中起来编辑整理，勒成一部总集，定名为《国医大师李今庸医学全集》，予以出版，一则是彰显李老半个多世纪以来，在中医药学术上所取得的具有系统性和创造性的重要成就，二则是为中医药学的传承留下一份丰厚的学术遗产。

　　李今庸先生历年写作并刊印和出版的各种著作数十部，附列如下（以年代先后为序）：

　　《金匮讲义》，李今庸编著，原湖北中医学院中医专业本科生用教材。1959 年，内部油印。

　　《中医学概论》，李今庸编著，原湖北中医学院中医专业本科生用教材。1959 年，内部刊印。

　　《内科学讲义》，李今庸编著，原湖北中医学院中医专业本科生用教材。1960 年 1 月，内部刊印。

　　《医经选讲义》，李今庸编著，原湖北中医学院中医专业本科生用教材。1960 年，内部刊印。

　　《内经讲义》，李今庸编著，原湖北中医学院中医专业本科生用教材。1960 年，内部刊印。

　　《难经选读》，李今庸编著，原湖北中医学院中医专业本科生用教材。1961 年，内部刊印。

　　《黄帝内经素问讲义》，李今庸编著，原湖北中医学院中医专业本科生用、高级西医离职学习中医班用教材，1961 年，内部刊印。

　　《内经》（蓝本），李今庸编著，原中医学院讲义，中医专业本科生用教材，1962 年 4 月，内部刊印。

　　《金匮要略讲义》（蓝本），李今庸编著，原中医学院讲义，中医专业本科生用教材，1963 年 4 月，内部刊印。

　　《金匮要略讲义》，李今庸编著，全国中医学院中医专业本科生用第二版统一教材。1963 年 9 月，上海科学技术出版社出版。

　　《中医概论》，李今庸编著，原湖北中医学院中医专业本科生用教材，1965 年 9 月，内部刊印。

　　《内经教学参考资料》，李今庸编著，原湖北中医学院中医专业教学参考用书。1965 年 12 月，内部刊印。

　　《中医学基础》，李今庸编著，原湖北中医学院中医专业用教材。1971 年，内部铅印。

　　《金匮要略释义》，李今庸编著，中医临床参考丛书，全国中医学院西医学习中医者、中医专业用第三版统一教材。1973 年 9 月，上海科学技术出版社出版。

　　《内经选编》，李今庸编著，原湖北中医学院中医专业用教材，1973 年，内部刊印。

《中医基础学》，李今庸编著，原湖北中医学院中医专业本科生用教材。1974年，内部刊印。

《内经选编》，李今庸编著，原湖北中医学院中医专业本科生及研究生前期用教材，1977年，内部刊印。

《内经选读》，李今庸主编，原湖北中医学院中医专业本科生及研究生前期用教材。1979年5月，内部刊印。

《黄帝内经选读》，李今庸主编，原湖北中医学院中医专业本科生、研究生两用教材。1982年，内部刊印。

《内经函授辅导资料》，李今庸主编，原湖北中医学院中医专业函授辅导教材。1982年，内部刊印。

《读医心得》，李今庸著，研究中医古典著作中理论部分的学术专著。1982年4月，上海科学技术出版社出版。

《中医学辩证法简论》，李今庸主编，全国中医院校教学教材参考用书。1983年1月，山西人民出版社出版。

《黄帝内经索引》，李今庸主编，原湖北中医学院中医《内经》专业教学参考用书。1983年12月，内部刊印。

《读古医书随笔》，李今庸著，运用考据学知识和方法研究古典医籍的学术专著。1984年6月，人民卫生出版社出版。

《金匮要略讲解》，李今庸著，全国高等中医函授教材。1987年5月，光明日报出版社出版，后由人民卫生出版社于2008年更名为《李今庸金匮要略讲稿》再版。

《新编黄帝内经纲目》，李今庸主编，中医内经专业研究生学位教材，以及西医学习中医者教学参考用书。1988年11月，上海科学技术出版社出版。

《奇治外用方》，李今庸编著，运用现代思想和通俗语言，对中医药古今奇治外用方治给予整理的专著。1993年1月，中国中医药出版社出版。

《湖北医学史稿》，李今庸主编，是整理和研究湖北地方医学史事的专门著作。1993年5月，湖北科学技术出版社出版。

《李今庸临床经验辑要》，李今庸著，作者集数十年临床医疗实践之学术思想和临证经验的总结专著。1998年1月，中国医药科技出版社出版。

《古代医事编注》，李今庸编著，选录了古代著名典籍笔记中关于中医药医事史料文献而编注的人文著作。1999年，内部手稿。

《中华自然疗法图解》，李今庸主编，刮痧疗法、按摩疗法、针灸疗法和天然药食疗法等中医自然疗法治病图解的专著。2001年1月，湖北科学技术出版社出版。

《中国百年百名中医临床家丛书·李今庸》，李今庸著，作者集多年临床学术经验之专著。2002 年 4 月，中国中医药出版社出版。

《中医药学发展方向研究》，李今庸著，研究中医药学发展方向的专著。2002 年 9 月，内部刊印。

《古医书研究》，李今庸著，继《读古医书随笔》之后，再以校勘学、训诂学、音韵学、古文字学、方言学、历史学以及古代避讳知识等，研究考证中医古典著作的学术专著。2003 年 4 月，中国中医药出版社出版。

《中医药治疗非典型传染性肺炎》，李今庸编著，选用报刊上有关中医药治疗"非典"（严重急性呼吸综合征）的内容，集而成册。2003 年 8 月，内部刊印。

《汉字、教育、中医药文化资料选编》（1－6 编），李今庸编著，选用报刊上发表的有关文字文化、教育和中医药文化资料而汇编的专门集册。2003—2009 年，内部刊印。

《舌耕馀话》，李今庸著，作者在兼任政协等多项社会职务期间，从事中医药事业的医政医事专门著作。2004 年 10 月，中国中医药出版社出版。

《古籍录语》，李今庸编著，选录古代典籍中关于启迪思想，予人智慧，为人道德之锦句名言而编著的人文专著。2006 年 8 月，内部刊印。

《李今庸医案医论精华》，李今庸著，作者临床验案精选和中医学术问题研究的专著。2009 年 4 月，北京科学技术出版社出版。

《李今庸中医科学理论研究》，李今庸著，中医科学基础理论体系和基本学术思想研究的专著。2015 年 1 月，中国中医药出版社出版。

《李今庸黄帝内经考义》，李今庸著，作者历半个世纪对《黄帝内经》疑难问题研究的学术专著。2015 年 1 月，中国中医药出版社出版。

《李今庸临床用方集粹》，李今庸著，是收集荟萃作者数十年临床医疗经验用方的专著。2015 年 1 月，中国中医药出版社出版。

《李今庸读古医书札记》，李今庸著，辑作者历年来在全国各地刊物上发表的关于古典医籍和古典文献的考释、考义、揭疑、析疑类文章的学术著作。2015 年 4 月，科学出版社出版。

《李今庸特色疗法》，李今庸主编，整理和总结了具有中医学特色的穴敷疗法、艾灸疗法、拔罐疗法、耳穴贴压法等治疗病证的专著。2015 年 4 月，科学出版社出版。

《李今庸经典医教与临床研究》，李今庸著，作者集中医经典教学和经典性临床研究的教研专著。2016 年 1 月，科学出版社出版。

《李今庸医惑辨识与经典讲析》，李今庸著，对有关经典医籍、医学疑问的解疑辨惑及经典著作课堂讲解分析的学术专著。2016 年 1 月，科学出版社出版。

《李今庸临床医论医话》，李今庸著，作者关于中医临床的医学论述和医语医话的学术专著。2017 年 3 月，中国中医药出版社出版。

通古博今研岐黄　精勤不倦育桃李

《李今庸中医思考·读医心得》，李今庸著，作者独立思考中医药学实质和中医药学术发展方向性研究的学术专著。2018年3月，学苑出版社出版。

《续古医书研究》，李今庸著，为《古医书研究》续笔，再以开创性的中医治经学方法继续研究中医古典著作之学术力作。

另有待出版著作（略）。

李琳　湖北中医药大学
2018 年 5 月 1 日

出版说明

    本书是 20 世纪 70 年代李今庸教授在主持原湖北中医学院中医基础理论教学工作期间编写的《中医基础学》教材，供学院中医专业使用，该教材曾于 1976、1978 年分别内部刊过。其内容包括有：绪论、阴阳五行、脏腑、经络、病因病理、诊法、辨证、预防与治则等方面的中医基础知识。

    因本教材编写于 40 多年前，其"绪论"中含有特殊时代背景下的语句，本次出版做了一定的删减和修改。本书出版，主要是为了保存老一辈中医学家的教学思想等，供读者学习参考。

李琳

2023 年 6 月

目录

中医基础学

绪　论

"中国是世界文明发达最早的国家之一"，在"长期封建社会中，创造了灿烂的古代文化"。中国医药学就是我国劳动人民创造的优秀民族文化的一部分。继承发扬祖国医药学遗产，把中医中药的知识和西医西药的知识结合起来，创造我国统一的新医学新药学。更好地为中国人民和全世界人民服务，是摆在我国医务工作者面前的一项艰巨而光荣的历史任务。

一、中国医药学是一个伟大的宝库

中国医药学已有数千年的历史，它是我国劳动人民长期与疾病做斗争的经验总结。它的产生和发展，对于伟大中华民族的繁衍昌盛有着巨大的贡献。

祖国医药学的产生和发展，是经历了长期的反复的"实践、认识、再实践、再认识"的过程的。追溯我国医药学的起源，早在远古时代，我们的祖先在进行生产劳动的同时，就进行着与疾病做斗争的实践。例如在寻找和识别食物的过程中，对某些植物可作食用，或不可作食用，或食后有反应，或食后使身体某些痛苦好转等的认识，就是发现和应用药物防治疾病的认识来源；石器时代的砭石、石针等原始工具，就是针灸疗法的起源。我国劳动人民就是这样在与疾病做斗争的长期实践活动中，逐步积累了防治疾病的丰富经验，并逐渐上升为医学理论。

祖国医学的产生和发展，来源于人类的医疗实践，同时也受着社会历史条件的限制和影响，并且总是随着社会的生产力和生产关系，政治、经济和科学文化的发展而不断发展的。

早在三千多年以前的甲骨文中，就有了关于医药方面的记载。至春秋战国时期，社会急剧变化，政治、经济、文化的发展，朴素的唯物论和自发的辩证法思想的产生和广泛影响，推动了我国医学的发展，产生了我国现存医学文献中最早的一部医学著作——《内经》。《内经》对于人体的脏腑、经络的生理、病理以及病因、诊断、治则等方面，作了比较系统的阐述，并且明确提出了"治未病"的预防思想。《内经》的产生，为祖国医学理论体系的形成奠定了基础。至东汉末年，又相继出现了《神农本草经》和《伤寒杂病论》两部医学书籍。《神农本草经》总结了汉代以前的有关药物知识，共收集药物 365 种。《伤寒杂病论》总结了汉代以前有关预防和治疗疾病的丰富经验，把疾病分为伤寒、杂病两大类，确立了辩证施治的原则。与此同时（约公元 145—208 年），我国杰出的外科医学家华佗，运用酒调"麻沸散"做全身麻醉，施行剖腹、扩创等外科手术，这是世界医学史上最早的记录，对世界医学特别是外科学的发展做出了杰出的贡献。

此后，随着生产发展，科学文化兴盛，医学也有了相应的提高和发展。从魏晋到隋唐五代的七百多年历史阶段中，在脉学、针灸、病因、证候学方面又出现了总结性专著。如晋代王叔和的《脉经》、皇甫谧的《针灸甲乙经》、隋代巢元方编著的《诸病源候论》等，对于医学理论都有一定的发展。在这个时期还出现了一系列专科著作，如伤科的《仙授理伤续断秘方》、妇科的《经效产宝》、儿科的《颅囟经》、外科的《刘涓子鬼遗方》等，标志着医学发展已开始趋向专科化。在药物和方剂学方面也有了蓬勃的发展。如孙思邈的《千金要方》《千金翼方》、王焘的《外台秘要》、唐代的《新修本草》等都有一定成就。

到了宋元时期，医学科学领域内出现了学术争鸣的活跃气氛，各个学派都有一些独创性的见解，丰富了医学内容，推动了医学的发展。如"寒凉派"的刘河间、"攻下派"的张子和、"补脾派"的李东垣、"养阴派"的朱丹溪，就是当时各派学术思想的代表，被称为宋元四大家。

在明代，我国伟大的药物学家李时珍，广泛吸取了历代劳动人民的智慧，总结了民间的丰富经验，收集药物 1892 种，用理论和实践相结合的方法，编著成药物学巨著《本草纲目》。这本科学巨著出版后不久，就传到了国外，相继被译成朝、日、拉丁、英、法、德等文，对世界医学发展有着极大的影响。

明清时代，"温病"和"温疫"学说的形成，进一步阐明了温病的辨证施治规律，而且使疫病的病因学又有了一大发展。在传染病的预防方面，发明了"人痘接种法"，对预防天花的流行、保证人民的身体健康做出了极大贡献。"人痘接种法"发明后不久，即相继流传到日、朝、俄、意、英等国。祖国医药学，就是这样经过无数次反复的"由实践到认识，由认识到实践"，形成了独特的理论体系。

祖国医药学的发展状况，充分说明祖国医药学来源于劳动人民，服务于劳动人民，从实践中产生，又在数千年与疾病做斗争的实践中得到了检验。它不仅在中国人民心目中，而且在世界人民心目中，都享有其声誉。它不仅在过去与疾病做斗争的过程中发挥了极大的作用，而且直到现在也仍然发挥着重要的作用。

新中国成立以来，在毛主席革命总路线的光辉指引下，我们的"社会主义祖国到处都在胜利地前进"，为祖国医药学的发展开辟了无限广阔的前景。毛主席指出："中国医药学是一个伟大的宝库，应当努力发掘，加以提高。"毛主席的这一英明指示，给广大医务工作者以极大鼓舞。广大医务工作者以极大的热情，为开发这伟大宝库而埋头苦干，积极斗争，从而使祖国医药学得到不断的发掘、整理和提高，新的研究成果和发明创造不断出现。在临床上，如针刺麻醉，针灸治疗聋哑和瘫痪，中医中药治疗流脑、乙脑等急性传染病和肠梗阻、宫外孕等急腹症，取得了很大的成绩。在理论上，对脏腑学说、经络学说等基本理论的整理和研究以及各种中医教材的编写和出版，也有显著的成就。特别是深入开展中草药、新医疗法、西医学习中医的群众运动，更是战果辉煌，捷报频传，使祖国医药学更加大放光彩，为发展社会主义的卫生事业做出了贡献。这些新苗头、新成就的出现，充分证明了毛主席关于"中国医药学是一个伟大的宝库"这一科学论断的正确性。

二、中西医结合是我国医学发展的方向

诚如上述，祖国医学产生和发展的悠久历史，不仅证明它对人类的健康和繁衍有巨大的贡献，显示了强大的生命力，而且逐渐形成了独特的理、法、方、药有机联系的理论体系，积累了十分丰富而又宝贵的实践经验。在祖国医学理论体系和实践经验中，特别强调人体的整体观念和内在的抗病能力以及辨证施治的原则，并且具有丰富的相应治疗措施，所有这些，比较符合全面地看问题和具体问题具体分析的唯物辩证法思想。但是，封建社会历史条件的局限，阻碍了祖国医学与现代科学知识的紧密结合，因而对人体的解剖、病因、病理等方面，缺乏实验研究和显微观察。

现代医学也是在长期由实践到理论的认识过程中形成的，是人民群众和疾病做斗争的经验总结。由于它是伴随现代工业和科学技术的进步而发展起来的，与现代科学知识结合得比较紧密，因而对人体解剖、病因、病理等方面的实验研究和显微观察比较深入，治疗方法的针对性较强。但是，由于受到资本主义社会历史条件的局限和机械唯物论以及形而上学的影响，往往比较强调人体局部的病变和病因的作用，而对人体的整体联系和发挥内因的作用重视不够。

总之，中西医是在不同的历史条件下发展起来的两种不同的医学理论体系，各有所长，各有所短。为了充分发扬中西医药学的长处，更快地解决医学领域中尚未解决的理论问题和实践问题，促进医学科学的发展，使它更好地为中国和全世界人民服务，我们广大医务人员必须以辩证唯物主义为指导思想，运用现代科学知识和方法，通过医疗实践，把中医中药的知识和西医西药的知识结合起来，创造我国统一的新医学、新药学。

毛主席教导我们："中国的长期封建社会中，创造了灿烂的古代文化。清理古代文化的发展过程，剔除其封建性的糟粕，吸收其民主性的精华，是发展民族新文化提高民族自信心的必要条件。"又教导我们："中国应该大量吸收外国的进步文化，作为自己文化食粮的原料……但是一切外国的东西，如同我们对于食物一样，必须经过自己的口腔咀嚼

和胃肠运动，送进唾液胃液肠液，把它分解为精华和糟粕两部分，然后排泄其糟粕，吸收其精华，才能对我们的身体有益，决不能生吞活剥地毫无批判地吸收。"可见，在不同历史条件下发展起来的中西医这两门科学，都是劳动人民智慧的结晶，又都有其不足，都有精华，都有糟粕。因此，凡持"门户之见"，互相轻视，互相排斥，对古代医学兼收并蓄，对西方医学全盘照搬都是错误的。只有遵照毛主席的教导"古为今用，洋为中用""推陈出新"，取其精华，去其糟粕，取长补短，互相学习，有机结合，才是正确的态度。

新中国成立以来，我国广泛深入开展中西医结合运动，取得了很大的成绩，如中西医结合治疗急腹症、骨折、大面积烧伤、针拨套出术治疗白内障等，比之单纯西医治疗或单纯中医治疗，都具有更好的疗效。这些来源于中西医而又高于中西医的新疗法，深受广大群众的欢迎，从而使广大医务工作者更加深刻地体会到，中西医结合是我国医学发展的方向。

三、祖国医学的基本特点

祖国医学对于人体的生理、病理、诊断、治疗、预防等方面的研究，都有着自己的特点，这些特点集中起来，可以概括为整体观念和辨证施治两个方面。

（一）整体观念

1. 人体是有机的整体

祖国医学认为，人体是以脏腑为中心，通过经络运行气血与五官、形体等组织相联系的有机整体。这种整体观广泛运用于祖国医学的生理、病理、诊断、预防、治疗等各方面。在生理方面，不仅每个脏腑与有关组织器官存在有机的联系，如脾合胃，主肌肉、四肢，开窍于口，其华在唇等，而且脏腑的功能活动是互相分工协作、不可分割的，如对饮食物的受纳、消化、吸收、运行和排泄的过程，正是通过脾、胃、大小肠等脏腑的协调活动来完成的。在病理方面，脏腑功能失常，可以通过经络反映于体表，体表组织器官有病，可以通过经络影响到所属脏腑，脏腑之间也可以相互影响，相互传变。因此，在诊断疾病时，通过五官、形体、色脉等外在变化的反映，可以了解脏腑病变和邪正的消长等。在治疗中，通过调理脏腑可治疗有关的局部病变，如用清肝散风的方法治疗暴发火眼，用清胃的方法治疗牙龈肿痛等，可获满意疗效。为此，我们在学习祖国医学时，一定要树立整体观念，妥善地处理局部和整体的辩证关系，才能正确地诊断和治疗疾病，以达到使病人恢复健康的目的。

2. 人和自然界的关系

祖国医学认为，人与自然的关系，是既对立又统一的。人类生活在自然界，自然界的变化（如气候、环境等）必然直接或间接地影响人的机体，例如天气暑热，人体就以出汗散热来适应，出现汗多尿少；天气寒冷时，腠理就致密，多余的水液从小便排出，出现汗少尿多。如果自然条件的变化超越了人体的适应机能，就会使人体和自然界的对立统一关系受到破坏，进而发生疾病。祖国医学在认识到人体受自然界条件影响的同时，也认识到人有能动地改造自然的能力，如在一些有关著作中，明确地提出了"穿井"、"改水"、"沟渠通浚"、"虚邪贼风，避之有时"、"食毕，当漱口数过"、设置"疠人坊"等一系列改造自然和预防疾病的措施，避免或减少发病。还明确指出，外邪之所以能侵犯人的机体而致病，其内在原因，是机体抗邪能力薄弱，即所谓"邪之所凑，其气必虚"。这种关于人与自然关系的朴素唯物的认识，对于指导临床实践，有效地防治疾病，具有一定的现实意义。因此，在和疾病做斗争的过程中，必须注意观察和研究自然环境与人体生理、病理的关系，更好地掌握它的规律，以提高预防和治疗疾病的效果。

（二）辨证施治

辨证施治，是中医临床学的特点，是中医理论在临床实践中的具体运用。所谓"辨证"，就是观察、分析、辨别、认识疾病的证候，并根据这些证候去判断疾病的病因、病位和性质。所谓"施治"，就是根据疾病的性质和特点，确立相应的治疗原则和方法。"辨证"是"施治"

的前提和依据，"施治"是治疗疾病的手段和方法。辨证施治的过程就是临床诊断和治疗疾病的过程。

"辨证施治"之所以是祖国医学的一个特点，是因为它既不同于一般的"对症治疗"，也不同于西医的"辨病治疗"。"辨证"的"证"是疾病的原因、部位、性质和邪正斗争情况等方面的概括，并为治疗指示方向。如"肝胆湿热蕴结"的这个证型，它说明了病邪是湿热，病变部位在肝胆，病变性质是湿热蕴结，邪正斗争的形势是邪气盛而正气未虚的实证，指示治疗法则应该是清利肝胆湿热。一个病的不同阶段，可以出现不同的"证"；不同的疾病，在其发展过程中可能出现同样的"证"。因此，同一疾病的不同的"证"，治疗方法也就不同，而不同疾病，只要"证"相同也可以运用同一治疗方法。例如，同是痢疾病，有在气分、血分，有属湿热或虚寒等不同的"证"，因而要施以不同的治疗方法。又如，慢性肾炎、慢性心力衰竭，都出现有阳虚水肿的"证"时，就可以采取温阳利水的同样方法进行治疗。这就是祖国医学的"同病异治"和"异病同治"。由此可见，祖国医学运用辨证施治的规律，不在于病的异同，而在于"证"的区别，各种相同的证用基本相同的治法，各种不同的证有各种不同的治法。这就是针对疾病发展过程中不同质的矛盾用不同的方法去解决，这是辨证施治的独到之处，也是中医学的特点所在。

四、《中医基础学》的基本内容

《中医基础学》是阐述人体的生理、病理、发病、病因以及诊断、辨证、防治原则等基本理论知识的一门学科，其内容包括阴阳五行学说、脏腑、经络、病因与病理、诊法、辨证、预防与治则七个部分。

阴阳五行学说，是我国古代朴素的唯物论和自发的辩证法思想。祖国医学运用这种古代的哲学思想来研究和阐述人体结构、生理现象和病理变化的相互对立统一关系，用来说明关于疾病性质、诊断和治疗的一般规律。由于它和祖国医学结合紧密，因而成为祖国医学理论体系的两个组成部分。在本书中，除阐述阴阳五行学说的基本内容及其在医学上的运用外，还着重指出它的局限性和缺陷。因此，必须以辩证唯物论和历史唯物论为指导，分清其精华和糟粕，吸收其在临床中合理的部分，批判其中错误的东西，决不能兼收并蓄。

脏腑，不仅是指实质解剖脏器，更重要的是指生理功能。本章具体阐明五脏六腑、奇恒之腑的生理功能和相互联系，精、气、血、津液的化生、输布和功能，及其相互之间的联系。精、气、血、津液是脏腑功能活动的产物，又是脏腑功能活动的物质基础。而脏腑学说是研究人体各脏腑组织器官的生理功能、病理变化、相互联系以及与外界环境相互关系的学说，是祖国医学理论体系的主要组成部分，是临床各科辨证施治的理论基础。

经络，是人体沟通表里上下，联络脏腑组织和通行气血的一个独特的组织系统。本章着重阐述十二正经和奇经八脉的基本概念、分布、走向规律、循行路线，及其在生理、病理、诊断、治疗上的作用。而经络学说是研究人体经络系统的生理功能、病理变化以及与脏腑相互关系的学说，是祖国医学理论体系的重要组成部分。

病因与病理，主要是阐述发病的概念，各种致病因素的性质、特点及其所致病证的临床表现、病变的机理等内容。在疾病发生、发展的过程中，内因是根据，外因是条件，外因通过内因而起作用。

诊法，是收集临床病情资料的方法。本章介绍从望、闻、问、切四个方面检查疾病的基本方法和范围，以及有关证候的鉴别和产生的机理。其中舌诊和脉诊更体现了祖国医学诊病的特点。通过四诊所获得的临床资料，是辨证的依据。

辨证，是中医认识疾病的基本方法，也是分析、判断疾病的过程。通过辨证，找出疾病的原因、部位和性质，从而为治疗提供依据。本章重点介绍八纲辨证和脏腑辨证，概要地阐述气血津液辨证、六经辨证和卫气营血辨证。这些辨证方法，从不同角度总结了认识疾病的一般规律，在临床上它们之间又是互相联系、互相补充、参合运用的。

预防与治则，是阐明防病治病的基本原则。祖国医学"治未病"的思想，认为防病应优于治病。对于已病，又有治病求本、扶正祛邪、异病同治与同病异治等治疗原则，在临床实践中都具有指导意义。

以上七个方面，是祖国医学理论体系的重要组成部分，它是从实践中产生、转过来又指导实践的基本理论，也是学习祖国医学临床各科的基础，所以必须认真学习，切实掌握。

此外，在有关章节的后面附录了一些现代科学的研究资料，以供教学参考。

第一章　阴阳五行学说

阳阳五行学说，是我国古代朴素的唯物论和自发的辩证法思想。它通过对各种事物和现象的观察，认为木、火、土、金、水五种最基本的物质是构成世界不可缺少的元素，也是人们日常生活不可缺少的五种物质元素。认为物质世界，是由于阴、阳两种不同属性的事物和现象在不断地运动下资生着、发展着的。这种在长期实践中产生的认识事物和分析事物的观念，逐步形成了阴阳五行学说。

阴阳五行学说运用于医学领域，可以说明人体的生理活动、病理变化以及诊断和治疗等方面的问题，是祖国医学理论体系中的一个组成部分。它不仅在祖国医学理论的形成和发展的一定阶段起到促进作用，而且至今对临床实践的某些方面还有一定的指导意义。但由于受历史条件的限制，阴阳五行学说还没有完备的理论，所以不能完全解释宇宙，也不能完全解释医学上的问题。因此，我们要用一分为二的观点，予以批判地继承，吸取其精华，摒弃其糟粕，使它更好地为医疗实践服务。

第一节　阴　阳

阴阳学说，认为宇宙间任何事物和现象，都具有阴和阳两种不同的属性。如昼与夜、明与暗、热与寒、火与水、动与静、能与质、升与降、浮与沉、上与下等，它们两者之间，既对立而又统一，相反相成，共同组成一个事物或现象的整体。

阴阳虽然用以概括和说明相对事物或现象的属性，但是事物或现象的阴阳属性并不是固定不变的，同一事物在一定条件下属阳，但在另一条件下又可能属阴。如以昼夜而言，则昼为阳，夜为阴；若以白天言，则上午为阳，下午为阴；以夜晚言，则上半夜为阴，下半夜为阳。总而言之，则上午为阳中之阳，下午为阳中之阴，上半夜为阴中之阴，下半夜为阴中之阳。这说明确定具体事物的阴阳属性必须以一定的条件为前提，而这种阴阳中还有阴阳的规律，既反映了事物阴阳属性的相对性，又体现了阴阳说明事物时的广泛性。正如《素问·阴阳离合论》说：阴阳者，数之可十，推之可百，数之可千，推之可万，万之大不可胜数，然其要一也。所谓"其要一也"，就是说阴阳在事物中的运用，归纳起来，不外乎对立统一的道理。

一、阴阳学说的基本内容

阴阳学说的基本内容，也可以说是阴阳在运用上的几个基本规律。现分述如下。

（一）阴阳的对立互根

阴和阳是事物对立而又统一的两个方面，它们共处于一个统一体中，有不可分割的关系，任何一方都不能脱离对立着的另一方而单独存在。就是说，没有阴，就无所谓阳，没有阳，也就无所谓阴，犹如没有上就无所谓下一样。"孤阴不生，独阳不长""无阴则阳无以化，无阳则阴无以生"。阴阳这种相互依存、相互联结的关系，也就是"互根"的含义。在人体生理上，物质和功能的关系，就可以说明这个道理。物质属阴，功能属阳，物质是功能的基础，功能是物质的反映，物质没有功能就不能化生，功能没有物质作为基础，也就不能存在。具体地说，没有脏腑的功能活动，饮食物就不可能化生各种营养物质（精、血、津液），没有各种营养物质作基础，就不可能产生脏腑的功能活动，这就是阴阳的对立互根在人体生理上的体现。

（二）阴阳的相互消长

阴阳的相互消长，是说明阴阳相互对立着的两个方面不是静止不变的，而是始终处于一个"阴消阳长"或"阳消阴长"的运动变化状态。阴阳的相互消长的过程，也就是相互斗争的过程，如《素问·疟论》

篇说"阴阳上下交争，虚实更作，阴阳相移"，就说明了阴阳互相对立着的两个方面不是平静的，而是互相排斥、互相斗争的。例如，四季气候的变化，从冬至春及夏，气候由寒逐渐变热，是一个"阴消阳长"的过程，由夏至秋及冬，气候由热逐渐转寒，又是一个"阳消阴长"的过程。再如，人体各种机能活动（阳）的产生，必然要消耗一定的营养物质（阴），这就是"阴消阳长"的过程；反之，各种营养物质（阴）的化生，又必须消耗一定的能量（阳），这就是"阳消阴长"的过程。以上的"阴阳消长"，是处于相对平衡状态中的，属于正常生理范围。如果因某种原因破坏了生理上的相对平衡，就会出现阴阳偏盛偏衰的病理现象。如感受暑热（阳）的病人，往往津液（阴）受损，出现高烧、汗大出、口大渴等症状，这又是属于病理范围的"阴阳消长"。祖国医学就是这样用"阴阳消长"的朴素辩证观点来说明人体生理功能和病理变化的。

（三）阴阳的相互转化

事物阴阳属性的两个方面，不是绝对固定的，当其发展到一定的阶段，可以各自向自己相反的方向转化，也就是说，阴可以转化为阳，阳也可以转化为阴。事物的运动变化，如果说"阴阳消长"是一个量变的过程，"转化"便是一个质变的过程。《素问·阴阳应象大论》中所谓"重阴必阳，重阳必阴""寒极生热，热极生寒"，就是说阴寒与阳热发展到"重""极"的阶段，就要向各自相反的方向转化，也就是"物极必反"的道理。

在疾病的发展过程中，由阳转阴、由阴转阳的变化是常常可以见到的，而其转化又是有条件的。如中毒性肺炎的病人，由于热毒极重，或因误治（条件），大量耗伤机体的正气，在持续高烧、烦躁、咳喘的情况下，可突然出现体温下降、面色苍白、四肢厥冷、脉微欲绝等一派阴寒危象，这就是疾病由阳转阴在临床上的表现。再如感冒风寒的病人，会出现恶寒无汗、微热或不发热、舌苔白薄等寒性症状。如果因误治或失治（条件），病邪可以由寒化热，出现高烧、大汗、大渴、舌苔黄燥等一派阳热症状，这就是疾病由阴转阳的表现。

以上阴阳的对立互根、相互消长、相互转化的几个方面，不是孤立的，而是相互联系、相互影响、互为因果的。认识了这些基本内容，进而理解祖国医学对阴阳学说的运用就比较容易了。

二、阴阳学说在祖国医学中的应用

阴阳学说，贯穿在祖国医学理论体系中，是用来认识和说明人体的组织结构、生理功能、病理变化以及诊断、治疗等方面的对立统一关系的。

（一）说明人体的组织结构

阴阳学说，认为人体是一个有机的整体，但它的一切组织结构都具有阴阳互相对立的两个方面。从大体部位来分，人体的上部属阳，下部属阴，体表属阳，体内属阴，体表的背部属阳，腹部属阴，外侧属阳，内侧属阴。从脏腑来分，六腑属阳，五脏属阴，而在五脏中根据五行属性又可分阴阳，一般以心、肝属阳，肺、脾、肾属阴，具体到每个脏器又有阴阳之分，如心有心阴心阳、肾有肾阴肾阳等。总之，人体上下、内外各组织结构之间，以及每一组织结构的本身，虽然关系复杂，但都可以用阴阳来概括说明，正如《素问·宝命全形论》中所说的"人生有形，不离阴阳"。也就是说人生有形的各个部分，都离不开阴阳对立统一的关系。

（二）说明人体的生理功能

祖国医学对人体的生理功能，也是用阴阳来加以概括说明的。它认为人体的生命活动，是由于属阳的机能，与属阴的物质基础，保持着对立统一的关系和相对平衡的结果，也就是前面介绍的"阴阳互根"的道理。故《素问·阴阳应象大论》中说："阴在内，阳之守也；阳在外，阴之使也。"这高度地概括了阴阳学说在人体生理功能上的运用。例如，以人体的气血而言，气属阳，血属阴，血无气不行，气无血无所附，这就是运用阴阳具体地说明气血在人体生理功能上的对立统一关系。

（三）说明人体的病理变化

祖国医学认为，疾病的发生、发展，关系到人体的抗病机能——正气，与致病因素——邪气两个方面，这两个方面的相互斗争、相互影响的情况，都可以用阴阳的偏盛偏衰（不是相对的平衡）来概括说明。病邪有阴邪与阳邪之分，正气有阴液与阳气两个部分。阳邪致病，必致阳偏胜而伤阴，因而出现热证；阴邪致病，必致阴偏胜而伤阳，因而出现寒证。阳气虚不能制阴，则出现虚寒证；阴液虚不能制阳，则出现虚热证。综上所述，尽管疾病的寒热变化错综复杂，但归纳起来，都可以用"阴胜则寒，阳胜则热；阳虚则寒，阴虚则热"这四句话来概括说明。例如，人体感受暑热（阳）之邪，由于热主蒸发，故出现高热、汗出、口渴等热证，就是"阳胜则热"的反映；感受寒凉（阴）之邪，由于寒主收引，故出现腹痛腹泻、恶寒肢冷等寒证，就是"阴胜则寒"的反映。久病阳气虚，由于阳虚不能制阴，故出现恶寒踡卧、自汗脉微等症，就是"阳虚则寒"的反映；久病阴液虚，由于阴虚不能潜阳，故出现潮热盗汗，五心烦热，口唇干燥等热证，就是"阴虚则热"的反映。这都是祖国医学运用阴阳说明寒热不同的病理变化的体现。

（四）用于疾病的诊断

疾病的发生、发展是"正邪交争"引起机体阴阳失调的反映，所以任何病症，尽管它的临床现象千变万化，但总可用"阴证"和"阳证"两大类加以概括。临床上常用的"八纲辨证"，就是以阴阳为总纲，概括表、热、实和里、寒、虚等六个证型。表证、热证、实证属阳，里证、寒证、虚证属阴。

正确的诊断，首先要分清阴阳。例如：望诊，见色泽鲜明的属阳，暗晦的属阴；闻诊，听声音洪亮的属阳，低微断续的属阴；切诊，脉象浮、数的属阳，沉、迟的属阴。所以《素问·阴阳应象大论》中说："善诊者，察色按脉，先别阴阳。"这说明了阴阳运用在诊断上的重要性。

（五）用于疾病的治疗

通过正确的诊断，明确了疾病的阴阳属性，就可选用适当的治疗法则，调节阴阳的偏盛偏衰，以达到治愈疾病的目的。一般地说，阳热太过而损伤阴液的"阳盛则阴病"，则用寒凉性质的阴药以制其阳；阴寒太盛而损伤阳气的"阴盛则阳病"，则用温热性质的阳药以制其阴。即《素问·至真要大论》中所说"寒者热之，热者寒之"的治疗法则。反之，若因阳虚不能制阴而致阴盛的，则须益阳以消阴，因阴虚不能制阳而致阳亢的，则须滋阴以潜阳。即《素问·阴阳应象大论》中所说"阳病治阴，阴病治阳"的治疗法则。上述"寒者热之，热者寒之"的治疗法则，是针对致病因素亢进而设的；"阳病治阴，阴病治阳"的治疗法则，是针对机体抵抗力衰退而设的。总之，调节人体在疾病中的阴阳偏盛偏衰，使其恢复相对平衡的正常生理状态，是祖国医学用阴阳指导治疗原则的中心思想。

（六）归纳药物的性能

阴阳不仅用于确定治疗原则，而且也用来归纳药物性味功能。药物有寒、热、温、凉四气（四性），酸、苦、甘、辛、咸五味。四气属阳，五味属阴。四气中温、热属阳，寒、凉属阴。五味中辛甘发散属阳，酸苦涌泻属阴，淡味（附于甘）渗泄属阳，咸味涌泄属阴。此外，药物质轻具有升浮性能的属阳，质重具有沉降性能的属阴。

我们只有正确地掌握药物阴阳的性能，才能正确运用它的性能，调节机体的阴阳偏盛偏衰，从而达到治愈疾病的目的。

第二节　五　行

我国古代劳动人民在长期生活和生产实践中，认识到木、火、土、金、水五种物质是人们生活中不可缺少的东西，并认为这五种物质，既具有相互资生、相互制约的关系，而且在不断地运行（运动）和变化，故称之为"五行"。因此，五行并非仅意味着五种具体物质，而是代表多种事物的属性，说明其相互关系的一种朴素的辩证法。

五行学说，运用到医学领域，是用以说明人体生理、病理变化的某些内在联系，尤其是对人体脏腑组织之间以及人体与外界环境之间的某些相互关系，从而在一定程度上指导祖国医学的实践。

一、五行学说的基本内容

五行学说的基本内容，包括事物属性的五行归类和五行的生克乘侮关系两个方面。现分述如下。

（一）对事物属性的五行归类

古代医家在长期医疗实践中，运用五行学说对人体脏腑组织的生理、病理现象，以及与人类生活有关的自然界事物，采取"比类取象"的方法，按事物不同的性质、作用和形态等，分别归属于木、火、土、金、水五类之中，用以阐述人体脏腑组织之间的某些内在联系，以及人体与外界环境之间的某些相互关系。这种事物属性的归类方法，在《素问·阴阳应象大论》和《金匮真言论》等篇中都有详细记载，现列简表介绍于下（见表1.1）

表1.1　五行属性归类

自　　然　　界					五行	人　　　体				
五味	五色	气候	发展过程	季节		脏	腑	五官	形体	情志
酸	青	风	生	春	木	肝	胆	目	筋	怒
苦	赤	暑	长	夏	火	心	小肠	舌	脉	喜
甘	黄	湿	化	长夏	土	脾	胃	口	肉	思
辛	白	燥	收	秋	金	肺	大肠	鼻	皮	悲
咸	黑	寒	藏	冬	水	肾	膀胱	耳	骨	恐

按上表举木行为例分别加以说明，余可类推。

木行与自然界的联系，是因为木性的特点主生发，木类的枝叶是青色，果实是酸味，所以把具有生发特性的春天、气候的和风以及五色的青、五味的酸，都归属于木的范畴。

木行与人体的联系，是在长期的医疗实践过程中，认识到木类果实的酸味入肝，即所谓"酸生肝"，所以把人体的肝，归属于木的范畴。至于六腑的胆、五官的目、形体的筋以及情志的怒等，都是从人体生理或病理上证实与肝有联系的，所以都列入木行的范畴。

（二）五行的生克乘侮关系

1. 生克

五行学说，主要是以相生、相克来说明事物之间的相互关系。相生，即相互资生、促进的意思；相克，即相互制约、克服的意思。

相生的顺序是：木生火，火生土，土生金，金生水，水生木，依次资生，循环无尽。

相克的顺序是：木克土，土克水，水克火，火克金，金克木，依次克制，往复无穷。

在相生的关系中，任何一"行"，都具有"生我""我生"两个方面的关系，生我者为母，我生者为子，所以又称为"母子关系"。在相克的关系中，任何一"行"，都具有"我克""克我"两个方面的关系，我克者为我所胜，克我者为我所不胜，所以又称为"所胜"与"所不胜"的关系。

相生与相克，是事物不可分割的两个方面。没有生，就没有事物的发生和成长；没有克，就不能维持事物在发展变化中的平衡与协调。因此，必须生中有克，克中有生，生与克既相反而又相成，从而推动事物的正常发展。明代张景岳在《类经图翼》中指出"造化之机，不可无生，亦不可无制，无生则发育无由，无制则亢而为害"。这就清楚地说明了自然界中一切事物的运动变化都存在着相互资生、相互制约的关系。

2. 乘侮

一般说来，上述的相生相克，是用五行说明事物的正常现象，这里的相乘反侮，是用五行说明事物的反常变化。"乘"有乘虚侵入之意，即相克得太过，超过了正常的制约程度。"侮"有恃强凌弱之意，是相克的反向，又叫做"反克"。五行中的任何一行发生太过或不足，便引起相乘反侮。例如：木气偏亢（太过），它就乘土侮金；反之，木气衰虚（不足），则金来乘木，土反侮木。《素问·五运行大论》中说："气有余，则制己所胜，而侮所不胜；其不及，则己所不胜侮而乘之，己所胜轻而侮之。"这是对五行乘侮关系的总结。

二、五行学说在祖国医学中的应用

五行学说在祖国医学中的应用，就是用事物属性的五行归类方法和生克乘侮的变化关系，解释人体某些方面的生理、病理现象，并指导临床诊断与治疗。

（一）说明脏腑之间的生理关系

人体脏腑之间，是相互密切联系着的。任何一个脏器组织的生理活动，都是整个人体生理活动的组成部分。它既影响着其他脏腑组织，而其他脏腑组织的变化活动也必然影响着它。它们之间，存在着相互资生和相互制约的关系。在资生关系上，如肾水生肝木、脾土生肺金等。在制约关系上，如肾水制心火、脾土制肾水等。在资生与制约的联系上，就是前面介绍过的，每一行都有"生我""我生""克我""我克"四个方面，从这四个方面来说明一个脏与其他四个脏的联系。如以肝为例，"生我"者为肾，"我生"者为心，"克我"者为肺，"我克"者为脾（余可类推）。以上都是运用五行的生克关系，说明脏腑在生理功能上的相互联系。

此外，人体与外界环境四时气候以及饮食五味等某些方面的关系，也是运用五行学说来加以说明的（见前表）。由此可见，五行学说，应用于人体生理，就在于说明人体脏腑组织之间，以及人体与外界环境之间相互联系的统一性。

（二）说明脏腑之间的病理影响

疾病，就是人体脏腑组织在致病因素影响下，导致功能失调的病理反映。疾病的演变，可以一脏受病，也可以多脏受病，本脏的病可以传至他脏，他脏之病也可以传至本脏，如肝病可以传至脾（称木乘土），脾病也可以传肝（称土侮木），肝脾也可以同病（称郁木土虚），肝病也可以传心（称母病及子）、传肾（称子病犯母）、传肺（称木侮金）等。以上都是运用五行来说明脏腑之间的部分病理影响的。

在这里我们要明确的是：疾病的发展和变化，与患者脏气的虚实、感邪的轻重，以及护理、治疗等有着密切关系。因此某些急、慢性疾病的发展和演变，往往不出现上述的传变次序。这是由于疾病的发展和转化，都是有条件的、可变动的，所以在临床上既要运用五行了解部分疾病的传变关系，又要根据具体病情来辨证施治，决不可"按图索骥"，生搬硬套。

（三）用于诊断和治疗

用于诊断方面。五脏的生克关系是否正常，可以从病人的面色、声音、口味、脉象等方面反映出来。五行在诊断上的运用，就是综合望、闻、问、切等四诊所得的材料，根据五行生克乘侮的关系来诊断疾病的。例如：望诊，面现青色；问诊，口泛酸水；闻诊，声音高亢或惊呼；切诊，脉见弦象，可诊断为肝病。再如脾气虚发生严重腹泻的病人，口唇出现青色，为木来乘土的危险证候等。以上都是五行在诊断上的具体应用。

用于治疗方面。疾病的发生和发展，往往一脏受病，可牵涉到其他脏器，所以在治疗时除了对病变的本脏进行处理，还应考虑到其他有关脏腑，并调整其关系，控制其传变，以达到治疗的目的。《金匮要略·脏腑经络先后病脉证第一》说"见肝之病，知肝传脾，当先实脾"就是运用五行指导治疗的具体体现。后世医家运用五行的生克乘侮规律，在治疗上又不断地进行了充实和发展，并且制订出很多比较具体的治疗方法，如培土生金、滋水涵木等。所谓培土生金，就是补脾养肺的治疗方法，适用于肺气虚而有脾胃消化功能减弱的患者，其症状为少气懒言、语声低微、自汗咳嗽以及食少腹胀等。所谓滋水涵木，就是滋养肾阴以潜肝阳的治疗方法。适用于肾阴虚，肝阳上亢的患者。其症状为腰膝酸痛、五心发热、头目眩晕等。此外，尚有扶土抑木（补脾制肝）、壮水制火（补肾宁心）等，这都是五行在治疗方面的具体应用。

第三节　正确认识阴阳五行学说

　　毛主席在《矛盾论》中指出："辩证法的宇宙观，不论在中国，在欧洲，在古代就产生了。"阴阳五行学说，就是我国古代的辩证法的宇宙观。它的产生给当时神权迷信以有力的打击，对祖国医学的形成和发展也起到了一定的推动作用，直至现在还是祖国医学理论体系中的一个组成部分。但由于受到历史条件的限制，它的理论不可避免地存在着一些缺陷和问题。因此，我们应该以一分为二的观点正确地认识阴阳五行学说。

　　阴阳学说，从事物本身正、反两方面的矛盾对立和转化来阐明事物的变化发展，这就说明它不仅具有朴素的辩证法思想，而且也包含着朴素的唯物主义观点。但是它的不足之处在于直观、笼统，以宏观世界的外部现象来推测微观世界和人体的内在联系，从而妨碍了对具体医学问题的深入研究。在运用阴阳说明人体生理功能的对立统一关系时，虽然意识到阴阳既有"同一"也有"斗争"，但往往过分地强调"阴阳调和""阴阳协调""阴平阳秘"等事物互相依存、互相为用的同一性的一面，而没有突出事物在发展中斗争性的一面。

　　毛主席在《矛盾论》中指出："有条件的相对的同一性和无条件的绝对的斗争性相结合，构成了一切事物的矛盾运动。"这充分地说明了事物运动的变化规律，既有相对的同一性的一面，又有绝对的斗争性的一面。由于阴阳学说是我国古代朴素的辩证法，它不是建立在高度科学分析的基础上，所以它就不可能全面地解释事物发展变化规律，也不可能完全解释医学上的复杂问题。

　　五行学说，认为木、火、土、金、水五种最基本的物质是构成世界不可缺少的元素，并用这五种物质的性能和相互之间的联系，说明事物的运动变化关系，所以说它具有朴素的唯物论和自发的辩证法思想，这是应予以肯定的。但是用辩证唯物主义观点来剖析五行学说，除具有阴阳学说直观、笼统的缺陷外，还存在着以下几个方面的问题。

（一）抹煞了客观事物本质的多样性

世界事物的范围极其广大，物质运动的具体形式非常复杂。毛主席在《矛盾论》中指出："任何运动形式，其内部都包含着本身特殊的矛盾。这种特殊的矛盾，就构成一事物区别于他事物的特殊的本质。这就是世界上诸事物所以有千差万别的内在的原因，或者叫做根据。"而五行学说，却用"比类取象"的方法，把世界上万事万物机械地分为木、火、土、金、水五类，使世界上的复杂事物都局限于木、火、土、金、水五者之中，这就抹煞了客观事物本质的多样性和它的复杂联系，因而运用在医学上就必然存在着一定的片面性和牵强附会的地方，所以也就不能完全揭示各脏腑组织的复杂生理特点。

（二）陷入循环论的歧途

辩证法认为不应把发展过程了解为循环式的运动，不应把它了解为过去事物的简单重复，而应把它了解为前进的运动，上升的运动，由旧质态进到新质态，由简单发展到复杂，由低级发展到高级的过程。五行学说，却把事物的联系和发展看成是环环相扣的关系和循环往复的发展（五行相生：由木而火……而水，又回到木；相克：由木而土……而金，又回到木），这就把事物螺旋式的上升运动说成是"周而复始""团团转"，没有完全认识到事物由低级到高级、由简单到复杂、由量变到质变的客观规律。因而运用在医学上就把脏腑之间生动活泼的有机联系，固定为呆板的、一成不变的公式。所以用它来解释人体生理、病理时，就必然存在着不完全符合实际的内容，不能完全反映客观事物的规律性，从而陷入循环论的歧途。

总的来说，阴阳五行学说在祖国医学发展中，虽曾起到了一定的促进作用，但由于它受到历史条件的限制，其理论还不可能摆脱唯心论和形而上学的影响，所以它就不可能完全解释医学的一些复杂问题。由于古代医家满足于阴阳五行的解释，而且以此代替了祖国医学从实践到理论的深入研究，在一定程度上阻碍了祖国医学的发展。因此，我们必须以辩证唯物主义和历史唯物主义的观点来认识它，不应全盘否定或肯定，而应加以批判地继承，批判其错误的方面，肯定其有用的部分，这才是对待祖国医学中阴阳五行学说的正确态度。

小　结

阴阳五行学说，是古代的一种哲学思想，即原始的唯物论和朴素的辩证法。由于它和祖国医学的具体内容结合紧密，从而成为祖国医学理论体系的一个组成部分。

阴阳学说是从事物正、反两个方面的互相对立、依存、消长、转化来说明事物的变化和发展的。人体的正常生理功能活动，是阴阳的相对平衡与协调，反之，阴阳就失去了相对平衡与协调，就要发生疾病。

五行学说，是用事物属性的五行归类方法及生克乘侮关系，说明脏腑的生理、病理的某些内在联系，以及人和自然界的某些相互关系。阴阳学说和五行学说是互相联系、互相印证，不可分割地贯穿在祖国医学整个理论体系之中的。

对于祖国医学领域中的阴阳五行学说，我们一方面要认识到它属于朴素的唯物论和自发的辩证法范畴，肯定它在历史上的进步作用；另一方面也要认识到这些理论的形成，陷于当时社会历史条件，是不完备的，也是不可能完备的。因此，我们必须以一分为二的观点正确地认识它、对待它，加以批判地继承，整理提高。

思　考　题

1. 阴阳学说是从哪些方面来认识和说明事物的运动变化规律的？请结合人体生理、病理、诊断、治疗扼要地加以阐明。

2. 试用五行的生克乘侮关系，说明它在人体生理、病理上的应用。

3. 怎样用辩证唯物主义和历史唯物主义的观点，正确认识阴阳五行学说？

第二章　脏　腑

人体是由脏腑、经络、筋骨、肌肉及精、气、血、津液等组成的一个有机整体。脏腑是人体主要的组成部分，人的生命活动主要是依赖脏腑的功能活动。精、气、血、津液是脏腑功能活动的物质基础，又是脏腑功能活动的产物。脏腑之间、脏腑及其所属组织器官（筋、骨、肌肉、皮毛、五官等）之间，通过经络的联系和气血的运行，保持着相对的平衡协调。人体通过脏腑及其所属组织器官的功能活动，与外界环境保持对立统一的关系。

脏腑包括有五脏、六腑和奇恒之腑。五脏指心（包括心包络）、肝、脾、肺、肾（包括命门）；六腑指胆、胃、小肠、大肠、膀胱、三焦；奇恒之腑指脑、髓、骨、脉、胆、女子胞。所谓脏，有贮藏的意思，就是说，五脏是藏精气的器官；所谓腑，有府库的意思，就是说，六腑是传化物的器官。《素问·五脏别论》记载"五脏者，藏精气而不泻""六腑者，传化物而不藏"。所谓奇恒之腑，就是说异于平常的脏腑，因为它们形态中空，类似六腑，功能是藏精气，和五脏基本相同。

祖国医学对脏腑的认识，不仅是指解剖学上的实质脏器，更主要的是指生理学、病理学的概念。因此，它与现代医学中脏器的概念不完全相同。例如"心"，它并不完全等于现代医学中的心脏，它除了在解剖上代表心脏外，还概括了循环系统和神经系统的部分功能。

脏腑学说是研究人体各脏腑组织器官的生理、病理及其相互联系，以及机体与外界环境相互关系的学说，是祖国医学理论体系的主要组成部分。脏腑学说是我国劳动人民在长期与疾病做斗争过程中，通过大量的生活观察和反复的医疗实践逐步总结出来的，至今仍然指导着医疗实践。

脏腑学说广泛应用于祖国医学的生理、病理、诊断、治疗、方药、预防等各个方面，并指导着临床各科医疗实践。深入开展脏腑学说的研究，对继承发扬祖国医学，促进中西医结合，创立我国独特的新医学、新药学具有重要意义。

第一节　五　脏

心、肝、脾、肺、肾合称五脏，与小肠、胆、胃、大肠、膀胱等六腑相表里。五脏属阴。五脏之间既相互联系，但各脏又都有自己的特点，现分述如下。

一、心

心位于胸中，有心包围护于外。心的生理功能，是主血脉、主神明、主汗液，开窍于舌，其华在面，与小肠相表里。

（一）主血脉，其华在面

心主全身血脉，是指心具有推动血液在经脉中运行的作用。经脉是血液运行的通路。血液运行于经脉之中，有赖于心和脉的互相合作，但起主导作用的是心。所以，《素问·痿论》中说："心主身之血脉。"心主血脉的功能，虽然需要足够的血液来充盈，但主要依赖于心气的作用来实现。只有心气旺盛，才能使血液在经脉中沿着一定方向运行不息，从而供给全身组织器官生理活动的需要。

心、血、脉三者是相互关联的，而面部血脉又较为丰富，所以心脏功能的盛衰，除了脉搏的变化外，还可以从面部反映出来。例如心功能健全、血脉充盈、血流畅通，则面色红润光泽、脉来均匀有力；如心气不足、血脉虚少，则面色㿠白，脉现沉、细、弱；若导致血行瘀滞、脉涩不畅，可出现脉结或代、面色青紫的症状。所以《素问·六节脏象论》中说："心者……其华在面，其充在血脉。"

（二）主神明

心主神明，又称心藏神。所谓"神"，有广义狭义之分：广义的"神"，是指整个人体生命活动的外在表现，包括生理、病理反映于体表的征象；狭义的"神"，是指心所主的神明，即人的精神思维活动。根据现代生理学的认识，人的精神思维活动是大脑的功能，即大脑对客观事物的反映。祖国医学对人的精神思维活动虽然认识到与脑有关（脑的功能在后面阐述），但认为主要是属于心的生理功能。《灵枢　本神》篇中说："所以任物者谓之心。"这就指出了接受外来事物而进行的思维活动过程，是由心来完成的。由此可见，祖国医学所说的心主神明，包括现代医学大脑的部分功能。

血，是神明活动的主要物质基础，血脉是心所主。可见，心主神明的功能与心主血脉的功能是密切相关的，正如《灵枢·营卫生会》篇中说："血者神气也。"

由于心主神明与血脉有关，所以心的气血充盈，则精神饱满，意识清楚，思维灵敏。若心血不足，常可导致心神的病变，而出现心悸、失眠、多梦、健忘等症。如果血热扰心，则出现谵语、神志昏迷及发狂等症。以上这些症状，从心的方面着手治疗，常可收到一定疗效。

（三）开窍于舌

心与舌在生理上有着密切的联系，心有一支别络与舌本直接相连，因而心的气血上通于舌，以保持舌体的正常生理功能，表现为活动自如，红活润泽。如果心有病变，就容易从舌质上反映出来。例如心血不足则舌质淡白，心火偏亢则舌质红赤或舌体糜烂；心血瘀滞则舌质紫暗或现瘀点。正因为心的生理功能、病理变化都直接反映于舌，故有"心开窍于舌"与"舌为心之苗"的说法。

舌司味觉，与心有关，心的生理功能正常，则味觉灵敏，所以《灵枢·脉度》篇说："心气通于舌，心和则舌能知五味矣。"

（四）主汗液

血为心所主，津液与血液有关（互相渗透），津液发散于肌腠则为汗，所以有"汗为心液""血汗同源"的说法。由于"血汗同源"，所以津亏血虚的病人不宜用发汗法，汗出过多的病人也不宜用耗血药物。故《灵枢·营卫生会》篇说："夺血者无汗，夺汗者无血。"从临床实际看，汗出过多的病人往往出现心慌、怔忡等心脏虚衰的现象，这充分地说明了心与汗液的关系。

附：心包

心包又称为心包络，是心的外围组织。附有络脉，是通行气血的径路，有保护心脏的作用，为心的屏障。临床上认为邪气犯心，往往首先侵犯心包，而表现出心病的证候，故《灵枢·邪客》篇说："诸邪之在于心者，皆在于心之包络。"如高热引起的神志昏迷、谵语等症状都是"热入心包"的表现，治疗上则应采取用清心开窍等治心的方法。

二、肝

肝居胁里。肝的生理功能是藏血，性喜条达，主疏泄，主筋，开窍于目，其华在爪，与胆相表里。

（一）藏血

肝藏血，是指肝具有贮藏血液和调节全身血量的作用。当人处于安静休息或睡眠状态时，机体的血液需要量就减少，多余的血液则藏于肝；当劳动生产和工作时，机体的血液需要量就增加，肝脏就把贮藏的血液排出，以供人体活动的需要。王冰《素问释文》记载："肝藏血……人动则血运于诸经，人静则血归于肝。"说明机体血液需要量的增减和肝藏血的功能有密切的关系。

临床上，因暴怒伤肝，失去藏血功能，可能出现呕血等症状。若肝血不足，不能发挥正常的藏血功能，以供给有关组织器官的需要，就会出现胁肋隐痛、目眩、视物模糊、肢体麻木以及妇女月经量少或闭经等。

（二）喜条达，主疏泄

条达是肝的特性，疏泄是肝的作用。所谓条达，是说肝的特性喜伸展畅达；所谓疏泄，是说肝有疏散瘀滞的功能，以保持人体气机的畅达和功能活动的正常。肝性条达和肝能疏泄是密切联系的，在人体主要表现在以下三个方面。

1. 情志方面

人的精神情志活动，是人的大脑对客观事物的反映。祖国医学从长期的医疗实践中，观察到肝的疏泄功能正常与否，直接影响人的精神情志活动。肝性条达，疏泄功能正常，才能使人的情志处于既不抑郁又不亢奋的相对平衡状态，从而保持人体的气血和平、心情舒畅，维持人体精神情志的正常活动。

如果肝失疏泄，则可引起精神情志方面的异常变化，主要表现为精神情志的抑郁或亢奋。抑郁，是指肝失疏泄，肝郁气结所引起的精神情绪郁闷不乐、多疑多虑、甚则沉闷欲哭等；亢奋，是指与抑郁相反所表现的一系列的过度兴奋症状，如急躁易怒，失眠多梦等。

2. 消化方面

肝的疏泄功能，可以调畅气机，协助脾胃之气升降，是保持脾胃正常消化功能的重要条件。

肝失疏泄，影响到脾胃的消化功能，就会发生消化功能障碍的病变，而出现食欲不振、脘腹胀满、嗳气呃逆、大便失调等症状。

3. 气血方面

人体血液的运行，有赖于气的推动。心肺在气血运行过程中虽起着主导作用，但需肝的疏泄功能的协助，才能保持气机的畅达和使血行不致瘀滞。这就是说，肝在气血运行过程中起着调节的作用。

如果肝的疏泄功能失节，以致气机不畅，便可影响到血液运行，导致气滞血瘀，临床上可出现胸胁刺痛、月经不调、痛经、甚至形成癥瘕等病症。

肝的疏泄功能失常，气机不畅，也可导致小便不利，水液停积体内，形成腹水。《金匮要略·水气病》篇说："肝水者，其腹大，不能自转侧，胁下腹痛……"

（三）主筋，其华在爪

筋即筋膜（包括肌腱、韧带）。筋膜是一种连接关节、肌肉，主司运动的组织。肝主筋，是指全身的筋膜有赖于肝的精气的滋养，才能保持其正常的生理功能。肝精充足，筋膜得到充分滋养，则肢体运动自如。

若肝的精气不足，筋失所养，则可见手足震颤、肢体麻木、关节屈伸不利等症。若肝热伤筋，则可见四肢抽搐、角弓反张、牙关紧闭等症状。

爪，即指甲。爪为筋之余。肝的精气充，则筋强力壮，爪甲坚韧，色泽明亮。肝的精气不足，则筋弱无力，爪甲多薄而软，干枯变形、灰暗无泽。

（四）开窍于目

五脏六腑的精气，通过血脉的传运，都上注于目，因此目与五脏六腑都有内在联系，但其中主要的是肝脏。目为肝脏所从属的器官，肝的经脉上联于目系。目能发挥视觉的功能，有赖于肝血的滋养。《灵枢·脉度》篇记载："肝气通于目，肝和则目能辨五色矣。"所以肝的病理变化，也往往从目上反映出来。如肝血不足，则两目干涩、视物模糊、夜盲；肝火上炎则目赤肿痛等。

三、脾

脾居中焦，位于胃的后下方。脾的生理功能主运化，统血，主四肢、肌肉，开窍于口，其华在唇。脾气主升，胃气主降，脾与胃相表里，为"后天之本"。

（一）主运化

脾是对人体饮食物进行消化、吸收和转输的主要脏器（包括现代医学胰脏的功能）。脾与胃往往概括了整个消化系统的功能，所以称脾胃为"后天之本"。所谓脾主运化，就是说脾在饮食物的消化过程中，具有运输水谷精微，以化生气、血、津液等营养物质的功能。这些多种状态的营养物质，在有关脏腑的共同作用下，经由肺脉和三焦等不同的途径输布并营养全身。

在生理情况下，脾运化水谷精微的功能包括密切联系着的两个方面：一是脾气健运，以保持消化功能的正常，化生气血以营养脏腑组织；二是化生并转输津液，以促进机体内水液的吸收和运行。所以当脾的功能减弱时，既可以发生饮食物的消化吸收障碍，而出现食欲不振、腹满、便溏等症状，也可能导致水湿在体内停滞为病，如停于胸脘，则胸闷、呕恶；停于肠道，则肠鸣、泄泻；停于肌肤，则身重、水肿。故有"诸湿肿满，皆属于脾"的记载。

（二）统血

统有统摄、管辖的意思。所谓脾统血，是指脾有统摄全身血液循经脉运行，而不致于溢出脉外的作用。脾之所以能统血，是因为脾能输布水谷精微而化生营气，营气为血中之气，气为血帅，血由气摄，所以脾气旺则血自归经，这与脾气主升也有密切关系。

如果脾气虚弱，运化失常，也就会影响到脾的统血功能，而导致脾不统血，临床上可出现出血疾患，如长期便血、月经过多、崩漏以及血小板减少性紫癜等。

（三）主肌肉，四肢

脾主肌肉，是由于它具有运化水谷精微功能的缘故。全身肌肉、四肢都有赖于脾运化水谷精微的濡养。脾气健运，全身营养充足，则肌肉丰满结实，四肢活动轻劲，灵活有力；若脾不健运。营养缺乏，则见形体消瘦，肢软乏力，肌肉萎弱等症状。

（四）开窍于口，其华在唇

脾开窍于口，是指脾的运化功能与饮食口味的密切关系。脾气健运，则食欲旺盛，口味良好；脾不健运，则影响饮食、口味的改变，如脾虚可见食欲减退、口淡乏味；脾有湿热，则见口腻、口甜等。所以《灵枢·脉度》篇记载："脾气通于口，脾和则口能知五谷矣。"

口为脾窍，口唇的颜色变化与脾的运化功能有一定关系。脾气健运，营养充足，则口唇红润光泽；脾失健运，营养不良，则唇淡无华。

四、肺

肺位于胸中，左右各一。肺的生理功能是主气，司呼吸，主肃降，通调水道，主宣发，外合皮毛，开窍于鼻。肺脏易受外邪侵袭，因而称为"娇脏"。肺与大肠互相表里。

（一）主气，司呼吸

肺主气，是指肺的呼吸功能和肺在宗气生成方面的作用。因此，肺主气包括两个方面：

一是肺主呼吸之气，肺有司呼吸的作用，是体内外气体交换的场所，人体通过肺的呼吸作用，吸入自然界的清气（氧气），呼出体内的浊气（二氧化碳），吸清呼浊，吐故纳新，使体内之气与自然界之气进行交换，以维持和调节人体清浊之气的新陈代谢。

二是指肺主一身之气，即肺与宗气的生成有密切关系。宗气是水谷之精气，与肺所吸入的自然界清气相结合而成，积于胸中。它上出喉咙以司呼吸，这与肺气司呼吸的功能是一致的。它下贯心肺，输布于全身，以维持脏腑组织的功能活动。

由于肺不仅主呼吸之气，而且有主一身之气的作用，所以《素问·五脏生成》篇说："诸气者，皆属于肺。"肺主气的功能正常，则气道通畅，呼吸匀调。如果肺气不足，则出现少气息微，声音低弱，体倦乏力等气虚症状。

（二）主肃降，通调水道

肃降有清肃下降之意。肺脏居于五脏六腑之上，其气以清肃下降为顺。若肺失肃降则肺气上逆，出现胸闷、咳嗽、气喘等症状。

肺的肃降功能正常，就能通调水道。通调水道，是指肺在水液代谢中有一定的调节作用。在正常情况下，饮食入胃，经过消化吸收后，其精微部分由脾上输于肺，依赖肺的肃降作用，使水液由三焦敷布下达膀胱。若肺失肃降，水道不能保持通调，水液代谢就会发生障碍，形成水液停蓄，发生痰饮、水肿等病症。

（三）肺主宣发，外合皮毛

宣发，有宣布发散的意思。肺主宣发，是指由于肺气的推动使卫气和津液敷布全身，以发挥其润养肌腠皮毛的作用。所以《灵枢·决气》篇说："上焦开发，宣五谷味，熏肤、充身、泽毛，若雾露之溉，是谓气。"这里说的"上焦开发"，主要是指肺脏的宣发作用。皮毛位于人体最外层，是人体抗御外邪的屏障，通过肺的宣发功能，使皮毛得到卫气和津液的滋润与温养，才能发挥其抵抗外邪的作用。由于肺与皮毛在生理上紧密关联，所以在病理上也是互相影响的。如肺气衰虚，宣发作用减弱，则使皮毛的防御能力减退，就易患感冒、咳嗽等病。若外邪的力量超过了皮毛的防御能力，邪气即从皮毛侵入，而导致宣发障碍，则见恶寒、发热、咳嗽等肺卫之气不得宣通的症状，所以《素问·咳论》说："皮毛者，肺之合也，皮毛先受邪气，邪气以从其合也。"

肺的宣发与肃降是相辅相成的两个方面。肺有宣有降，才能保持呼吸正常，水道通畅。在病理上有时也互相影响，如外邪袭表，肺卫失宣，可见咳喘等肺气不降的症状；久咳伤肺，肺失肃降，可引起恶风、自汗和易患感冒等宣发失常的病症。

（四）开窍于鼻

鼻是呼吸的门户和司嗅觉的器官。肺主气，司呼吸，经肺系而开窍于鼻。《灵枢·脉度》篇说："肺气通于鼻，肺和则鼻能知臭香矣。"这就是说，肺气正常，就使呼吸通畅，嗅觉灵敏。反之，如感受风寒之邪，肺气受到郁遏，可出现鼻塞、流清涕、嗅觉不灵等症状。

肺系，是肺与鼻之间联系的通道，即由肺的附属器官——气管、支气管以及喉等组成的呼吸道，又名气道。其中的喉，既是呼吸通道，又是发音的器官，而且肺的经脉从这里通过，故喉的通气和发音，直接受肺气的影响。如果外邪犯肺，肺气不宣，也常引起咽喉不利或声音嘶哑等症状。

五、肾

肾，左右各一，位于腰部，因此称"腰为肾之府"。肾的生理功能是藏精，主水，纳气，主骨，生髓，通脑，其华在发，开窍于耳及前后二阴。肾藏精，主人的生长、发育、生殖功能，所以称"肾为先天之本"。肾与膀胱相表里。

（一）肾藏精，主发育和生殖

所谓"精"，有广义和狭义两种：广义的"精"，是指构成人体和维持生命活动的基本物质，包括水谷精微、肾精、血液、津液在内；狭义的"精"，指肾藏的精，是维持人体生长、发育、生殖功能的基本物质。肾是藏精的主要器官，肾精的来源包括"先天之精"和"后天之精"两个方面。"先天之精"来源于父母，是人体生育繁殖的基本物质。"后天之精"是饮食物经过脏腑所化生的营养物质。"先天之精"必须有"后天之精"的滋养，才能不断充实和发展，"后天之精"必须有"先天之精"的促进，才能不断化生和补充，这就是"先天促后天""后天滋先天"的相互关系，两者是密切相关不可分割的，所以《素问·上古天真论》说："肾者主水，受五脏六腑之精而藏之。"

精能化气，肾精所化之气，称为肾气。因此肾精充足则肾气旺盛，肾气旺盛，则生长发育和生殖功能正常，精神充沛，体力健壮。反之，肾精亏耗则肾气虚衰，肾气虚衰则生长发育和生殖功能减退，精神萎靡，体力衰弱。正如《素问·上古天真论》说：女子"二七而天癸至，任脉通，太冲脉盛，月事以时下，故有子。三七肾气平均，故真牙生而长极……七七任脉虚，太冲脉衰少，天癸竭，地道不通，故形坏而无子也。"又说：男子"二八肾气盛，天癸至，精气溢泻，阴阳和，故能有子。三八肾气平均，筋骨劲强，故真牙生而长极……七八肝气衰，筋不能动。天癸竭，精少，肾脏衰，形体皆极。八八则齿发去。"这就明确地说明了肾气在人体生长、发育和生殖功能方面起主要作用。人体发育到青春期，产生一种具有生殖功能的精微物质，叫做"天癸"，有类似性腺激素的作用，在男子就产生精子，在女子就开始按期排卵和出现月经，性机能逐渐成熟而有生殖能力；待到老年肾气渐衰，性机能和生殖机能逐渐减退而至消失，形体也就衰老。这就说明，肾为生长发育生殖之源，所以有"肾为先天之本"的说法。

肾精化生肾气，是由肾阳蒸化肾阴而产生的，所以肾气包含肾阴肾阳两方面的作用。肾阴又叫元阴、真阴，是人体阴液的根本，对人体各脏腑组织起着濡润、滋养的作用；肾阳又称元阳、真阳，是人体阳气的根本，对人体各脏腑组织起着温煦、生化的作用。肾阴肾阳都是以肾藏的精为物质基础的，都和生长发育生殖功能有密切关系。但因精属阴，气属阳，故有时肾精单指肾阴，肾气单指肾阳。肾阴和肾阳在人体内相互依存，相互制约，以维持人体生理上的动态平衡。这一动态平衡遭到破坏时，即形成肾阴虚、肾阳虚的病理变化。肾阴虚可出现潮热、盗汗、腰膝酸软、健忘等症；肾阳虚可出现腰膝冷痛、形寒肢冷、小便频数等症。肾阴虚、肾阳虚均可出现生殖功能衰退的病症，如男子遗精、早泄，女子经闭、宫寒不孕等。同时肾阴虚和肾阳虚的本质，都是肾的精气不足，两者互相影响，所以肾阴虚有时可以累及肾阳，而肾阳虚有时也能伤及肾阴，成为阴损及阳或阳损及阴的阴阳两虚证。此外还须指出，在临床上常把肾虚的病症而无明显寒象或热象的称为肾气虚或肾精亏损，有内热的称为肾阴虚，有形寒肢冷的称为肾阳虚。

附：肾藏精（见图1）

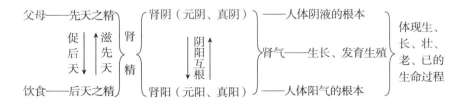

图 2.1　肾藏精示意图

（二）肾主水

主水的第一个含义，是前面所说的肾藏精。第二个含义指肾是人体水液代谢的重要器官，在维持体内水液代谢的相对平衡方面，起着主要作用。所以《素问·逆调论》说："肾者水脏，主津液。"肾主水的功能主要靠肾的气化作用，所谓肾的气化，就是肾阳对水液的蒸化和调节作用。

肾对体内水液的代谢和对尿液的排泄，主要体现在肾关的开合。肾关是形容肾为水液出入的关口，肾关"开"则输出和排泄水液，肾关"合"则贮留一定的水液在体内。肾关的开合又有赖于肾的气化作用，肾的气化作用正常，肾关开合适度，因而水液代谢和排泄尿液正常。在病理情况下，若肾气不固，则肾关开多合少，小便频数而清，甚至不禁；若肾气不化，则肾关开少合多，故尿量过少而造成水液停聚的水肿病。膀胱贮藏津液和排泄尿液的作用也必须依赖肾的气化功能。

（三）肾主纳气

人体的呼吸功能虽然是肺所主，但肾有摄纳肺气的作用，即肾帮助肺脏吸气，而吸入之气，必须下纳于肾，所以有"肺主出气，肾主纳气"的说法。肾气充沛，纳气正常，才能呼吸均匀。若肾不纳气，就会出现呼多吸少、动则气喘等症状。

（四）肾主骨、生髓、通脑，其华在发

骨有支架身体、保护脏腑组织的重要作用，但骨有赖于精髓的滋养。肾藏精，精生髓，髓养骨，"齿为骨之余"。肾主骨生髓，是肾气促进人体生长发育功能的一个方面。肾气充足则骨骼坚强，牙齿坚固，发育正常，强于劳作。若肾气衰弱则骨骼软弱，腰酸腿软，牙齿松动或脱落，不耐劳作，或骨骼发育不全。肾藏精，生髓，髓有骨髓和脊髓之分，脊髓上通于脑，脑为精髓聚集而成，所以前人把脑称为"髓海"，由此可知脑的功能与肾有密切关系。

头发的生长与肾精、血液有关，虽然"发为血之余"，但发还须肾

精的充养，其生机在肾，所以《素问·五脏生成》篇说："肾之合骨也，其荣发也。"说明发为肾之外华，从发之生长色泽，可以测知肾气盛衰的情况。正常人或青壮年肾气盛，则头发乌黑致密且有光泽；而老年人或肾气衰的病人，则头发花白稀疏，容易脱落，枯槁无光泽。

（五）肾开窍于耳及二阴

耳的听觉功能依赖肾的精气的充养，所以耳从属于肾。肾的精气充足，上注于耳，听觉才能灵敏，《灵枢·脉度》篇说："肾气通于耳，肾和则耳能闻五音矣。"如果肾精亏虚，则可出现耳鸣、耳聋等症。老年人肾精虚衰，也可见耳聋失聪等症状。

二阴，即前阴和后阴，前阴包括尿道和生殖道，有排尿和生殖的作用，后阴即肛门，有排泄粪便的作用。尿液的排泄，虽主要在膀胱，但有赖于肾的气化作用，而人的生殖功能也为肾所主，因此肾阳虚衰，可产生小便失禁、阳痿等症；肾阴虚可见遗精、小便黄等症。而后阴排泄粪便也有赖于肾气的作用，如肾阳虚衰可见五更泻，肾阴不足见大便干结等症。

附：命门

命门附于肾，位于下焦，其气与肾相通。命门作为内脏的名称，始于《难经》。《难经·三十六难》说"其左者为肾，右者为命门"，又说"命门者，……原气之所系，故男子以藏精，女子以系胞"。指出命门乃元气的本源和维系之所，在男子促进精室贮藏精液，在女子有维系胞宫的功能，所以与生殖功能有关。后世医学家在此基础上有所争论，有所发展，如明代赵献可在《医贯》中说"左为肾，右为命门，非也。命门即在两肾各一寸五分之间"，并提出命门之火即人体阳气。清代陈士铎在《石室秘录》中说，五脏六腑"无不借命门之火以温养之"，指出了命门是人体阳气的根本。

综上所述，命门附于肾，命门的生理功能实际上是肾的功能的一部分，命门之火就是指肾阳（可能相当于垂体—肾上腺皮质系统的生理功能）。命门是三焦相火的发源地，命门火旺（肾阳旺盛），蒸化肾阴，产生元气（肾气），经由三焦分布周身，促进五脏六腑的功能活动，维持正常生长发育和生殖功能。如命门火衰则三焦相火失职，脏腑功能减退，生长发育生殖功能衰减，可出现阳痿、遗精、腰酸腿软、畏寒、食欲减退、呼吸少气等命门火衰病症，临床上治疗命门火衰的药物，也就是温补肾阳的药物，因此命门之火就是肾阳。

附：有关肾阴肾阳问题的研究资料

上海第一医学院曾对无排卵性功能性子宫出血、支气管哮喘、妊娠中毒症、冠状动脉粥样硬化症、红斑狼疮、神经衰弱、硬皮病七种不同的疾病，在其变化过程中出现肾阴虚和肾阳虚的证候，同样可以用补肾的方法提高疗效。肾阴虚偏重者采取滋补肾阴法用六味地黄丸加减，或取育阴涵阳法用左归丸加减；肾阳虚偏重者采取扶阳配阴法用右归丸或金匮肾气丸加减，或采取阴阳并补法（指用药介于左、右归丸之间），用巴戟天、仙灵脾、补骨脂等助阳药与熟地、山萸肉、山药等滋阴药并用现代科学知识和方法，对这七种不同的病例进行了肾阴肾阳的研究。

在研究过程中，一方面是用中医中药进行辨证施治，另一方面是进行各项试验和测定（包括肾虚病人和正常人尿 17 羟类固醇 24 小时排泄量，血浆中加氢皮质素含量，肢体容积测定，冷压试验反应），从临床疗效和试验结果，得出了下列几点体会。

1. 七种病虽然不同，但从共同肾虚问题上研究，可以初步观察神经体液系统反应性大都呈异常的规律，表现于神经血管的反应性及肾上腺皮质激素的分泌量等方面，三组肾虚患者的异常反应性表现如下：

（1）肾阳虚病人的神经体液系统均处于反应性过低的状态（肾阳虚者在治疗前 24 小时尿 17 羟排泄量显著低于正常，经过补肾助阳治疗后，即回升到正常范围）。

（2）肾阴虚病人的神经血管反应性较高（肢体容积描记），但不持久，容易疲劳衰退，呈现不稳定性。

（3）至于肾阴肾阳两虚的病人，无论在神经系统或体液系统，均表现了过高的反应性，但也不持久，容易疲劳衰退，呈现着明显的调节机能脆弱。

从上述观察，可以初步体会到肾虚病人神经体液系统调节机能较正常人为差，以肾阳虚反应性最为明显，提示着神经及肾上腺的反应机能低下。阴阳两虚的病人，反应虽大，但易消退，这可能与神经及肾上腺皮质对外界刺激的敏感性有关。阴虚病人反应亦大，也易消失，亦属病象，显然与机体反应性有关。

2. 此七种疾病中，如支气管哮喘、功能性子宫出血、红斑狼疮、硬皮病，均可用各种激素治疗而取得疗效；冠状动脉粥样硬化发病原因中，内分泌紊乱和胆固醇及脂代谢亦有密切关系，妊娠中毒症的发病原理也与神经、内分泌有关系。由于小组各病例通过辨证施治，纠正肾阴肾阳的虚损，均能获得良效，可见肾虚的含义，显然提示着与神经内分泌系统失调有关。支气管哮喘及红斑狼疮可用肾上腺皮质激素类药物治疗，支气管哮喘的发作和发展又可与发育等生理条件有关，功能性子宫出血及冠状动脉粥样硬化可用性激素治疗。肾虚者与肾上腺皮质有关，或与性腺机能有关，或与两者均有关系，目前虽可获得初步线索，但其中细致的相互联系尚未能作出定论。

从上述的初步观察，可以提示在肾虚的发病原理中，神经体液（内分泌）的调节机能失常是一个重要环节。

第二节　六　腑

胆、胃、小肠、大肠、膀胱、三焦合称六腑。六腑属阳，是"传化物"的器官，贵在功能协调，畅通无阻，所以有"六腑以通为用"的说法。其主要生理功能是受纳腐熟水谷，输出化物，疏通水道，传导糟粕，以及贮藏胆汁等。

一、胆

胆附于肝，内藏精汁（即胆汁），而不接受水谷糟粕，因此称胆为"中精之腑"。因胆与其他腑的作用不同，所以又将胆列为"奇恒之腑"。胆主疏泄，有促进饮食物消化的作用。胆汁味苦色黄，故胆病多见胆汁上逆的口苦、呕吐苦水和胆汁外溢的黄疸等症状。胆气与人的精神情志活动也有一定关系，如心虚胆怯的病人，突受外惊，可引起心悸、惊恐等症状，所以《灵枢·四时气》篇说："善呕，呕有苦，长太息，心中憺憺，恐人将捕之，邪在胆。"

二、胃

胃位于上腹部，上接食道，下通小肠，它的上口为贲门即上脘，下口为幽门即下脘，上下脘之间名中脘，三个部分统称胃脘。胃的主要功能是受纳和腐熟水谷，即饮食物入口，经过食道容纳于胃，所以称胃为"水谷之海"。饮食物经过胃的腐熟消化，在脾的运化作用下，将水谷精微物质输送并营养全身脏腑组织，因此，《中藏经》说"胃气壮，五脏六腑皆壮也"，可见祖国医学是把脾胃代表整个消化功能来理解的。在临床诊断和治疗方面，也十分重视胃气的盛衰。一般而言，不论何种疾病，如果胃气不衰，预后较好，如果胃气已绝，预后多为不良。所以有"人以胃气为本"的说法，并把"保胃气"作为重要的治疗原则。

三、小肠

小肠上端按幽门与胃相通，下端通过阑门与大肠相连。小肠的生理功能是主化物和分清别浊。就是饮食物经过胃消化后成为食糜传入小肠进一步消化以分清别浊，清的津液则渗入膀胱，浊的食物残渣经过阑门往下传入大肠，所以《素问·灵兰秘典论》说："小肠者，受盛之官，化物出焉。"由于小肠有分清别浊的作用，所以小肠病变除影响消化吸收功能外，还会出现大、小便的异常。

四、大肠

大肠上端接阑门与小肠相通，下端为肛门。大肠的功能就是燥化和传导糟粕，即接受小肠传入的食物残渣，继续吸收其中的剩余水分，燥化成为大便，经肛门排出体外。如果大肠传导失常，可出现腹泻、痢疾、肠鸣、腹痛和便秘等病症。

五、膀胱

膀胱位于小腹部，其功能是贮藏津液和排泄小便，是参与水液代谢的器官之一。膀胱贮藏的津液来源有二：一是由脾运化水津，经肺气肃降，下输于膀胱；二是由小肠的分清功能使肠中津液从阑门渗入膀胱。当津液贮藏在膀胱之后，却有赖于肾的气化作用，将其中清的部分化气上腾于三焦，游溢于脏腑孔窍，以资濡润，其中浊的部分成为尿液排出体外，所以《素问·灵兰秘典论》说："膀胱者，……津液藏焉，气化则能出矣。"所谓膀胱气化，实际上是肾的气化作用的一个方面。在病理上，若膀胱气化失常，可出现小便不利，癃闭或小便过多、失禁等症状。

六、三焦

三焦为脏腑的外围组织，是上、中、下三焦的总称。从部位和有关脏腑来说，横膈膜以上部位称上焦，包括心肺等脏器；横膈膜以下至脐的部位称中焦，包括脾胃等脏器；脐以下部位称下焦，包括肝、肾、膀胱、小肠、大肠、女子胞等脏器。其中肝的部位虽较高，但在生理病理方面与肾关系密切。在生理上，肾藏精，肝藏血，精血相互资生；在病理上，温病后期多见肝肾阴亏的病理变化。因而前人有"肝肾同源"的说法，所以肝肾同属下焦。由此可知，三焦实际上是包含了胸、腹腔有关脏器及其部分功能的一个大腑，所以《医学正传》说："三焦者指腔子而言……其体有脂膜在腔子之内，包罗乎五脏六腑之外也。"这就明确指出三焦是脏腑的外围组织，因此三焦的生理病理和脏腑是密切联系不可分割的。

三焦的生理功能有整体和局部两个方面，整体功能又分两点：其一，三焦是运行元气的通路，总司人体的气化作用。三焦的"焦"有热的含义，所谓三焦相火就是指三焦的热能，而三焦相火根源于命门，和元气息息相关，元气经由三焦运行全身。所以三焦能够总司人体的气化作用，即元气推动五脏六腑，将水谷精微化生为精、气、血、津液，敷布全身，对脏腑组织起温煦滋养作用，所以《难经》有三焦为"原气之别焉，主持诸气"的记载。其二，三焦是运行水液的通路。脾运化水液，肺通调水道，肾主持水液代谢，膀胱贮藏水液，并由肾阳的蒸腾，化气上升，运行和濡养全身，都必须以三焦为通路。若三焦水道不通利，就会水液潴留，产生水肿、小便不利等病症。所以《素问·灵兰秘典论》说："三焦者，决渎之官，水道出焉。"

三焦的局部功能，主要指上、中、下三焦所属脏腑的部分功能，《灵枢·营卫生会》篇形容为"上焦如雾，中焦如沤，下焦如渎"。所谓"上焦如雾"，主要指心肺输布气血的作用，心主血液，肺司呼吸，两者互相配合，将气血输布全身，以温养肌肤筋骨，通调腠理，形容这种作用有如雾露的弥散一样。所谓"中焦如沤"，主要指脾胃消化吸收转输水谷精微，通过肺脉化生营血的作用，形容这种作用有如酿酒一样。所谓"下焦如渎"，主要指肾与膀胱的排尿作用和肠道排大便的作用，形容这种作用有如排水渠道必须疏通流畅一样。上述的上、中、下三焦的不同功能，都是和三焦运行的元气推动脏腑的气化作用不可分割的。因此，三焦的生理功能。实际上包括了所属脏腑的部分功能。在病理上也是这样，如上焦病包括心肺的病变，中焦病包括脾胃的病变，下焦病包括肝肾的病变。

第三节　奇恒之腑

奇恒之腑包括脑、髓、骨、脉、胆、女子胞，其形态中空，类似六腑，其功能贮藏精气，和五脏基本相同，但无表里相配的关系。其中的胆、脉、骨、髓已在前面有关部分讲述了，本节只阐述脑、女子胞的生理功能。

一、脑

脑位于颅腔内，是主管精神意识思维的器官。祖国医学关于脑的生理病理有较多的记载，具有朴素唯物论的认识，如《素问·脉要精微论》说"头者精明之府"，《灵枢·海论》说"脑为髓之海"，明代李时珍明确提出"脑为元神之府"，清代王清任在《医林改错》中说"灵机记性在脑者，因饮食生气血，长肌肉；精汁之清者，化而为髓，由脊骨上行入脑，名曰脑髓。盛脑髓者，名曰髓海……两耳通脑，所听之声归入脑……两目系如线长于脑，所见之物归于脑……鼻……所闻香臭归于脑……"。这些记载说明脑由精髓聚集而成，位于头部颅腔内，与脊髓相连，主管精神意识思维和各种感觉，而且精神意识思维的产生，是通过眼、耳、鼻等感觉器官接触外界事物，作用于脑所产生的。这些朴素的唯物的认识，是在几千年的长期医疗实践中逐渐形成并不断发展的，是符合物质第一性、精神第二性的唯物主义观点的。

祖国医学认为脑和其他脏腑的关系是很密切的，一方面脑作为"元神之腑"，调节和控制其他脏腑的功能，相互协调进行各种生命活动；另一方面，脑又有赖于其他脏腑化生的精、气、血、津液的滋养和补充，才能发挥"元神之腑"的作用。特别要说明的是祖国医学认为脑的生理病理是和五脏息息相关的，尤其是与心、肝、肾关系密切。人的精神意识思维虽是脑的功能，但脑必须有心血的滋润濡养，才能发挥作用，因此将脑的部分功能隶属于心而有"心藏神"的说法。但心与脑是既有联系又有区别的，如《医学入门》说："心者一身之主……有血肉之心……居肺下肝上是也，有神明之心……主宰万事万物。"这里所说的"血肉之心"就是指推动血液循环的心脏，所说的"神明之心"实际上就包括了脑的部分功能。脑一定要有心血的供应，才能保持正常功能，若心血不足，就会产生心悸、健忘、失眠、情绪不宁等症状。肝主疏泄，性喜条达而恶抑郁，肝之疏泄功能正常则情志舒畅。反之，肝失条达则肝气抑郁，可见急躁易怒或抑郁、胁肋胀痛等症状，可见所谓"肝喜条达""主怒"，实际上就是指脑所主的一部分精神情志活动。肾藏精、主骨、生髓、精髓聚而为脑，故称脑为"髓海"。临床上肾精亏虚者，可产生头晕、耳鸣、健忘、思维迟钝等症状，可见肾精对脑的营养和功能起重要作用。由于脑的生理病理和心、肝、肾等脏关系密切，所以脑的病变往往从心、肝、肾等脏着手治疗，常能收到疗效。

二、女子胞

女子胞又名胞宫（即子宫），位于小腹之中、大肠和膀胱之间，是女性生殖器官，有行月经和孕育胎儿的功能，实际上包括整个女性生殖器官的功能。

女子胞的生理功能和肾以及冲、任二脉的关系最为密切。肾藏精主生殖功能，冲、任二脉均起于胞宫，冲为血海，任主胞胎。在正常情况下，女子发育到青春期，肾精日益充足，肾气旺盛，天癸亦至，则冲脉盛满，任脉畅通，故月经来潮并能孕育胎儿；反之，肾精亏耗，肾气衰竭，冲任不调，就会产生月经失调或不孕症。此外，胞宫和心、肝、脾也有一定关系，因通行月经和孕育胎儿都与血液有密切关系，而心主血，肝藏血，脾统血，三脏功能协调，维持着血液的生成、运行和调节，使胞宫得到充足的血液供应，保持其正常功能。如果心、肝、脾功能失调导致血液的生成和运行障碍，也就会使胞宫的机能失调，可产生月经不调或经闭不孕等症。

附：精室

精室是男性生殖器官（包括睾丸、精囊），有产生和贮藏精液的作用，它和肾及督脉有密切关系。肾藏精，元阴元阳寓于其中，主生殖功能。男子的督脉起于精室，出于会阴，为诸阳脉之海，故与男子的生殖功能有关。在正常情况下，男子发育到青春期，肾精充足，肾气旺盛，督脉畅通，则生殖功能正常；反之，肾精亏虚，肾气不足，督脉损伤，使精室的功能失调，生殖机能减退，而出现阳痿、遗精、早泄、不育等病症。

第四节　脏腑之间的关系

毛主席教导说："每一事物的运动都和它的周围其他事物互相联系着和互相影响着。"脏和腑虽然各有不同的生理功能，但它们之间既分工又合作，互相联系，互相依赖，构成了有机的整体，从而保证机体正常的生命活动。在病理状态下也是互相影响的。所以掌握脏腑相关的理论，对临床辨证论治很重要。现将脏与脏、脏与腑、腑与腑的关系分述如下。

一、脏与脏之间的关系

（一）心与肺

心与肺的关系，主要反映在气与血的关系方面。心主血，肺主气，同居上焦，两脏的相互配合，保证了气血的正常运行。心血与肺气，相互依存，血的运行须赖气的推动，气也必得血的运载，才能敷布到全身。所以前人说："气为血之帅，血为气之母。"

在病理方面，久咳肺气上逆，可导致血络受伤而出现咳嗽、短气，兼有咯血、心悸等症状。若久病失血，心血不足，可导致肺气的衰虚，而出现心悸、心烦，兼少气懒言等症状。

（二）心与脾

心与脾的关系，主要反映在血的生成和运行方面。脾所运化的水谷精微进入肺脉，在心的赤化作用下形成血。心主血，推动血液在经脉里运行；脾统血，统摄血液循着正常的轨道运行。脾气健运，则心血充盈，血循常道。脾气与心血，相互促进，相互依存。

若脾气虚弱，化源不足，多导致心血亏虚；若病失血，心血耗损，则脾失血养，亦可导致脾气衰虚。临床上都可以表现为头昏、心悸、失眠、食少、腹满、肢倦等"心脾两虚"的征象。

（三）心与肝

心与肝的关系，主要反映在血的运行方面。心主血，肝藏血。心血充盈，肝才能发挥其贮藏血液、调节血量的作用，以适应机体活动的需要。肝主疏泄，有疏通气血，使血液不致瘀滞的作用，这就有助于心对血液运行的推动。

在病理上，心肝之间也可互相影响，例如：心血不足，常常导致肝血的亏虚，而表现心悸、失眠、多梦、面色无华，兼有头晕目眩、视力减弱、月经涩少等症状。如果肝阳上亢，又可上扰于心，在出现头痛、目赤、易怒等症的同时，兼有心烦、失眠、多梦等症状。

（四）心与肾

心主火，位于上，属阳；肾主水，位于下，属阴。心与肾的关系，是阴阳升降的平衡协调关系：在生理状态下，心阳下降与肾阳共同温暖肾阴，使肾水不寒；肾阴上济与心阴共同濡润心阳，使心阳不亢。这种彼此交通，相互制约的联系，习惯上称为"心肾相交""水火既济"，从而保持上下、阴阳的相对平衡协调，以维持心和肾的正常生理功能。

如果心与肾的阴阳协调关系受到破坏，就会产生病症。例如：肾阴不足，不能上济于心，往往导致心阳偏亢而表现为腰酸、遗精，兼有心烦、心悸、失眠、多梦等"心肾不交"的证候；若肾阴虚衰，水液不化，逆而上泛，抑遏心阳，则出现心悸、短气、胸闷、水肿、形寒肢冷等"水气凌心"的证候。

（五）肝与脾

肝与脾的关系，主要反映在对饮食物的消化和血液的运行等方面。脾主运化，肝主疏泄。肝的疏泄功能正常，则脾胃升降协调，以保持对饮食物的消化、吸收和转输；同时，脾气健运，化生的水谷精微充足，则肝血的来源也旺盛。肝藏血，脾统血，互相协调，共同维持血液的正常运行，以供给人体的需要。

在病理上，如果肝郁气滞，疏泄失职，就会影响脾的健运功能而出现胁痛、郁闷、易怒，兼有食欲减少、腹胀满，大便失常、倦怠乏力等"肝脾不调"的证候。若脾气虚弱，运化无力，血的化源不足，也可导致肝血亏虚，而出现食少、形瘦、视物模糊、月经涩少等病症。

（六）肝与肺

肝与肺的关系，主要反映在气机的升降运动方面。肝居下焦，其气升发；肺居上焦，其气肃降。二者相互制约，相互为用，以保持肝肺升降功能的协调。此外，肝的经脉上行，贯膈而注于肺，与肺脉相连。

在病理情况下，肝肺之间也是可以相互影响的，如肝气郁结，气郁化火，往往可以循经上行灼肺，而出现胁痛、急躁易怒，兼有咳逆、气急、咯血等"肝火犯肺"的证候。若久咳肺阴不足，肃降失职，也可导致肝气不调，而出现干咳、潮热、颧赤，兼有胁痛、易怒等症状。

（七）肝与肾

肝与肾的关系，主要反映在精和血的关系方面。肝藏血，肾藏精，同居下焦，肝血依赖肾精的滋养，肾得肝血而精充，二者相互资生，相互为用。

在病理上，若肾精不足，肝失所养，就会导致肝阴不足，形成"肝肾阴虚"而出现腰脊酸痛、遗精、耳鸣、头晕目眩、眼干涩等症状；若肝阳上亢，头痛目赤、急躁易怒，久之可下劫肾阴，而同时出现腰酸痛、遗精、耳鸣等症状。

（八）脾与肺

脾与肺的关系，主要反映在气和津的方面。脾主运化，为后天气血生化之源，肺气的健壮，有赖于后天水谷精气的不断补充，肺气的盛衰在很大程度上决定于脾气的强弱，这就是说，脾有助肺益气的作用；脾转输津液，肺敷布津液，肺的敷布有利于脾的转输，相互联系，相互促进。

在病理上，脾气虚弱，往往导致肺气不足，而出现食少、腹满、形瘦，兼有咳嗽无力、少气懒言等症状；若肺失宣降，久咳不愈，津液停聚，也可导致脾湿不运；而出现咳嗽、痰多、胸闷、兼腹满、肠鸣等症状。

（九）脾与肾

脾与肾的关系，主要反映在先天与后天的关系方面。脾为后天之本，肾为先天之本。肾精依赖脾所运化的水谷精微来充养，脾的运化功能，又赖于肾阳的温煦，才能保持正常。这就是脾与肾之间的先天促后天，后天滋先天的密切关系。

在病理上，脾肾之间也是相互影响的。肾阳不足，不能温煦脾阳，可导致脾阳虚弱；脾阳不足，阴寒内盛，久之也可损及肾阳。在临床上都可表现为腹满、肠鸣、大便稀溏、腰膝酸痛、形寒肢冷等"脾肾阳虚"的证候。

（十）肺与肾

肺与肾的关系，主要反映在水液代谢和呼吸功能两个方面。人体水液代谢，"其本在肾，其末在肺"，肾的气化，肺的肃降，共同维持水液的正常升降循环。在呼吸方面，肺主呼气，肾主纳气，"肺为气之主，肾为气之本"，两脏协同维持人体呼吸入出的功能。

在病理上，肾阳衰微，不能化水，导致水邪上泛犯肺，而出现形寒肢冷、小便不利，兼有胸闷、咳喘等"水饮射肺"的证候。若久病喘咳，肺气虚弱，也可累及于肾，而出现呼多吸少，动则气喘等"肾不纳气"的证候。

二、脏与腑之间的关系

（一）心与小肠

心的经脉属心、络小肠，小肠的经脉属小肠、络心，从而在生理上形成经脉相互络属的密切联系。在病理上，它们之间也常互相影响，如心火亢盛，可以导致小肠分别清浊功能的失常；小肠实热，也可影响于心。临床上都可出现心烦、舌尖红、舌体糜烂、小便短少涩痛等心与小肠同病的证候。

（二）肝与胆

胆附于肝，它们除有经脉互相络属的关系外，胆贮藏的胆汁来源于肝，前人有"肝之余气，溢于胆，聚而成精汁"的说法。在病理上，肝胆的证候也可同时并见，如肝胆湿热引起的黄疸病，既有烦呕、口苦、黄疸等胆气上逆症状，又有胁肋胀痛等肝气郁结症状。

（三）脾与胃

脾胃同居中焦，以膜相连，其经脉互相络属，在生理上都是消化饮食物的主要脏器。饮食的消化、吸收和运输的过程，是由脾和胃互相合作共同来完成的。胃主受纳、腐熟，脾主消磨、运化。胃性主降，糟粕得以下行；脾性主升，精气得以上输。脾升则健，胃降则和，升降互用，相反相成，以维持饮食物消化吸收的功能活动。在病理上，脾胃也是互相影响不可分割而往往同病的，如脾虚不运，导致胃失和降，可出现腹满便溏、恶心呕吐等症状，反过来，饮食不节，胃气受伤，也可影响脾的健运，而出现嗳腐恶食、脘腹胀痛、大便泻利不爽等症状。

（四）肺与大肠

肺与大肠，通过经脉的络属互为表里。肺气肃降，大肠之气也随之而降，以发挥其传导糟粕的功能，大肠的传导通畅，也有助于肺气保持清肃下降。在病理上，若肺热壅盛，肃降失职，可导致大肠传导不通，而出现发热、咳喘、大便秘结等症状；反之，大肠实热，大便秘结，也可影响肺气的肃降，而出现气促、喘满等症状。

（五）肾与膀胱

肾与膀胱通过经脉的络属互为表里。在生理上共同完成对津液的气化和排泄。津液之贮存于膀胱而不漏泄，是肾的固摄作用；津液贮存到一定程度能及时排出为尿，是肾的气化作用。在病理上，肾的固摄功能衰弱，可出现尿频、遗尿或尿失禁；若肾的气化不行，可引起小便不利的各种病症。

三、腑与腑之间的关系

六腑是传化物的器官，它们既分工又协作，共同完成饮食物的消化、吸收、转输和排泄任务。如胆的疏泄（分泌胆汁），有助于胃的腐熟水谷，成为食糜，下灌小肠；小肠承受胃的食糜，进一步消化，分清别浊，津液部分渗于膀胱，糟粕部分进入大肠；糟粕经大肠的燥化、传导，形成粪便，从肛门排出。膀胱是贮藏津液和排出尿液的器官。三焦是脏腑的外围组织，又是水液升降运行的通道。由此可见，六腑在生理上的相互关系是十分密切的。

因为六腑传化水谷，需要不断地受纳传送，虚实更替，不能停滞，故六腑以通畅为顺，不通就会发生各种疾病。所以前人有"六腑以通为用"、"腑病以通为补"等论点。据近代中西医结合治疗急腹症，运用"六腑以通为用"的治疗原则，采取通里攻下、行气导滞、和胃降逆等法结合应用，获得了很好的疗效。

第五节　精、气、血、津液

人体的生命活动，主要依赖于脏腑的功能活动，而脏腑的功能活动，又必须以精、气、血、津液作为物质基础。这些物质由于脏腑的活动而不断被消耗，又不断得到化生和补充。

一、精

精，是构成人体和维持生命活动的基本物质，故《素问·金匮真言论》说："夫精者，身之本也。"关于精的生成和作用，已在前面"肾藏精"中详细介绍，这里不再重复。

二、气

气有两个含义，一是指体内流动着的富有营养的精微物质，如水谷之气、呼吸之气、元气等；二是指脏腑经络等组织的各种不同的机能活动，如脏腑之气、经脉之气等。这两种不同含义的气，是相互关联的。根据气在人体分布的部位以及作用的不同，其名称也不同。脏腑之气可分为脾气、胃气、心气等，其内容已见于本章一、二、四节。下面主要介绍元气、宗气、营气和卫气四种。

（一）元气

元气就是肾气，由肾精中的肾阳蒸化肾阴而产生，故有"先天之气"之称。元气根源于肾，经由三焦通达周身，激发和推动五脏六腑、十二经脉的功能活动，维持人体正常生长、发育和生殖功能，是人体生化的原动力之一。

（二）宗气

宗气是由肺吸入自然界的清气和由脾胃消化得来的水谷精气，在胸中结合而成。《灵枢·邪客》篇说："宗气积于胸中，出于喉咙，以贯心脉，而行呼吸焉。"所以宗气上出喉咙而行呼吸，它关系到语言、声音、呼吸的强弱；同时贯注心肺而循行于全身，以维持脏腑组织的机能活动。

（三）营气

营气是中焦化生的水谷精微中的精专部分。营气从中焦进入肺脉，行于脉中，与血并行，循十四经脉的道路，运行于周身上下内外各部分，营养五脏六腑、四肢百骸。在运行的过程中，还有促进血液循环和使血液运行脉道之中而不溢于脉外的作用；同时，营气还能不断化生血液，成为血的重要组成部分。因营气和血液均有营养全身的功能，二者又同行脉中，可分不可离，关系极为密切，因此，习惯上营与血常并称。

（四）卫气

卫气是中焦化生的水谷精微中的慓悍部分。卫气从上焦经肺的宣发，运行于皮肤肌腠，是人体阳气的一部分，简称为卫。其性质慓悍、滑疾（慓悍，是形容它性质的强猛；滑疾，是形容它行动快速），善于游走窜透，行于脉外。其运行与昼夜变化及寤寐有关。白昼人寤，行于体表而属阳，使机体趋于积极的活动状态；黑夜人寐，行于五脏归于阴，使机体趋于相对的安静状态。《灵枢·大惑论》说："卫气者，昼日常行于阳，夜行于阴，故阳气尽则卧，阴气尽则寤。"它的功用，在内能温养五脏六腑，在外能温润肌肤、滋养腠理、启闭汗孔、保卫体表、抗御外邪。

三、血

血，是在脉中循环流动、营养全身的一种赤色液体。

血液来源于饮食物的水谷精气。通过脾胃的腐熟转输而进入肺脉的精微物质，在心的化赤作用下变成血液。《灵枢·决气》篇说："中焦受气取汁，变化而赤，是谓血。"

血液经十四经脉运行周身。在循环运行过程中，与心、肺、肝、脾等脏有密切的关系。血液依靠心、肺的推动运行全身；依靠肝的藏血作用，调节血流量；依靠脾的统摄，循经而行，不致溢于脉外。四脏共同的作用，保证了血液正常的循环。血液内养脏腑，外濡皮毛筋骨，维持人体各脏腑组织器官的正常机能活动。

四、津液

津液是指人体内除血液以外的一切正常体液。

津液来源于水谷精微，在脾的转输和小肠的分清作用下生成，具有濡养人体脏腑组织的作用。

它的循行、排泄和还流的过程是：饮入于胃，通过脾的运化，上输于肺，在肺的肃降作用下，清中之浊的部分，由三焦水道下行，入归于肾，藏于膀胱，在肾阳的蒸化作用下，浊中之清经三焦上升于肺。这种清的上升，浊的下降的过程，形成了津液在三焦中的升降循环。在循环过程中，清中之清经肺的宣发，输送于肌腠皮毛，无用的部分外出为汗；浊中之浊经肾的蒸化，由膀胱排出为尿；同时，津液并能从三焦渗透到全身，滋养脏腑组织；其中又有部分津液从组织渗入孙络，而归还经脉之中，成为血的组成部分。

从图2.2可以看出，津液的生成、循环和排泄，要依靠胃的受纳，脾的转输，小肠的分清，肺的宣降，肾的气化，膀胱的贮藏、排泄和三焦的通调等共同作用来完成，其中尤其与肺、脾、肾三脏关系密切。津液的化生、转输主要依赖于脾；敷布、宣降依赖于肺；气化作用依赖于肾。在这三脏中，肾又是关键。因为脾运化津液依赖于肾阳的温暖，津液在三焦中周流运行以及膀胱排出尿液也都依赖肾的气化作用。所以有"其本在肾，其末在肺，其制在脾"的说法。

津液是人体内不可缺少的营养物质。因其存在的状态有清浊稀稠的差别，分布的部位也有表里的不同。其中清而稀，分布在表的为津，津有濡润皮肤腠理的作用；浊而稠分布在里的为液，液有滑利关节，濡润孔窍（分别转化为泪、涕、唾、涎等），补益脑髓，滋养脏腑的作用。津和液虽有此种区别，然津液本属一体，临床上常常津液并称，一般不予严格区别。

附：津液代谢

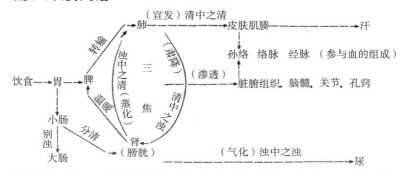

图2.2　津液代谢示意

五、精、气、血、津液的相互关系

精、气、血、津液（除精一部分属于先天外），同源于水谷精微，在功能活动中它们相互联系、相互转化。下面分别介绍气与血、津液与血、气与津液和精与血的相互关系。

（一）气与血

气与血的关系是对立统一的关系。血液所以能循行脉中周流不息，除了与"心主血脉"的功能有直接关系外，与气的功能也有密切联系。元气、宗气、营气均能成为血液的循环动力，气行则血行，气滞则血滞，而气又必须依附血的运载，才能敷布到全身。在病理上，它们也相互影响，如大出血的病人可出现自汗、气短、肢冷等症状，就是气随血脱的表现，治疗时常用"补气摄血"的方法。

（二）津液与血

津液与血都来源于饮食物，并能相互渗透、相互转化。如津液在还流过程中，渗入孙络，成为血液的组成部分。《灵枢·痈疽》篇说："津液和调，变化而赤为血。"在病理上，津液耗损常可导致血虚，而血虚同样会引起津液耗损。例如大汗、呕吐、腹泻或温病导致津液耗损，往往出现心悸、脉细等血虚的症状；大量失血后，常有口燥渴、舌干无津、尿少便秘等津液不足的现象。这些都说明津液和血有密切关系。

（三）气和津液

气和津液的关系主要表现在津液的输布和排泄方面。津液在三焦中升降循环依靠元气的推动；其中废物汗液经皮肤排出，依赖卫气的开泄；尿液经膀胱排泄，依赖肾中阳气的蒸化。在临床上，当津液大量耗损时，常可导致气虚。如大汗、大吐、大泻或温病耗损津液时，可出现少气懒言、四肢倦怠等气虚症状。

（四）精与血

精与血的关系，是相互滋生、相互转化的关系。精得血而充，血得精而旺。精之与血，相得益彰，共同维持人体的生命活动。在病理情况下，血虚往往可引起精亏，精伤也可导致血少，形成精血亏损的病症，表现为腰膝酸软、滑精梦交、面色无华、心悸失眠等症状。

小　　结

人体的脏腑包括五脏六腑和奇恒之腑。五脏指心（附：心包）、肝、脾、肺、肾（附：命门）；六腑指胆、胃、小肠、大肠、膀胱、三焦；奇恒之腑指脑、髓、骨、脉、胆、女子胞（附：精室）。五脏的功能是"藏精气而不泻"，六腑的功能是"传化物而不藏"，奇恒之腑的功能也是贮藏精气。祖国医学所说的脏腑，不仅仅是指解剖学上的实质脏器，更重要的是指生理学、病理学概念，而脏腑生理功能的研究，往往是从医疗实践出发，以病理变化推测生理功能，所以脏腑是人体生理功能和病理变化复杂反映的概括。

人体的精、气、血、津液是脏腑功能活动的物质基础，也是脏腑功能活动所化生的产物，而气又指脏腑组织的功能活动。精、气、血、津液四者既有区别又有密切联系。有关精、气、血、津液的理论是建立在研究脏腑和所属组织器官的生理病理的基础上的。

脏腑学说，是研究人体各脏腑、组织、器官的生理功能、病理变化和相互联系以及与外界环境相互关系的学说，它是祖国医学的主要理论，是在数千多年的长期医疗实践中逐渐形成和不断发展起来的。脏腑学说从整体观念出发，认为脏腑的生理功能以及脏腑之间、脏腑和其他组织器官之间的相对平衡协调（通过经络、气血的联系和调节），维持着人体的正常生命活动，机体和外界环境保持对立统一关系是通过脏腑和所属组织器官的功能活动来实现的。致病因素作用于机体后，疾病的发生、发展和转归，也主要取决于脏腑和所属组织器官的功能状态。因此，脏腑学说广泛地应用于祖国医学的解剖、生理、病理、诊断、治疗、方药、预防等各方面，是辨证施治的理论基础，对临床各科的医疗实践起主导作用，是祖国医学理论体系的主要组成部分。所以，以辩证唯物主义为指导思想，运用现代科学知识和方法，理论联系实际地深入研究脏腑学说，对发掘、整理、提高祖国医学和促进中西医结合具有重要意义。

思 考 题

1. 五脏六腑和奇恒之腑各有什么主要功能？为什么说脏腑不仅是指解剖学上的实质脏器，更重要的是指生理学、病理学的概念？

2. 精、气、血、津液的作用是什么？它们相互之间关系怎样？

3. 人体饮食物的消化排泄、水液代谢、血液生化的过程怎样？

4. 脏腑学说包括那些内容？学习脏腑学说有什么重要意义？怎样理解人体是一个统一的有机整体？

表2.1 脏腑主要功能表

脏腑生理功能
- 五脏出气纳气
  - 共同功能——贮藏精气。
  - 心：主血脉，主神明，主汗液，开窍于舌。（附心包络：心之外围，保护心脏）
  - 肝：主疏泄（情志、消化、气血），藏血，主筋，开窍于目。
  - 脾：主运化，统血，主肌肉、四肢，开窍于口。
  - 肺：主气、司呼吸，主肃降、通调水道，主宣发、外合皮毛，开窍于鼻。
  - 肾：藏精、主发育与生殖，主水，主骨、生髓、通脑，主纳气，开窍于耳及二阴。
  - （附命门：命门之火即肾阳）
- 六腑
  - 共同功能——传导化物。
  - 胃：受纳和腐熟水谷。
  - 小肠：主化物，分清别浊。
  - 大肠：燥化和传导糟粕。
  - 膀胱：贮藏津液和排泄小便。
  - 三焦：运行原气，总司气化，运行水液；上焦如雾，中焦如沤，下焦如渎。
  - 胆：贮藏精汁。
- 奇恒之腑
  - 脑：为"元神之府"和"髓海"，主管精神意识思维活动。
  - 髓：充骨养脑。
  - 骨：支架身体，保护脏腑。
  - 脉：运行气血。
  - 女子胞：主月经，孕育胎儿。（附精室：化生和贮藏精液）

第三章 经 络

"经络"是人体经脉和络脉的总称。它是人体组织结构的重要组成部分，与脏腑有密切联系，脏腑为本，经络为标，每一脏腑都发出一条经络，每一经络都有它络属的脏腑。"经"，有路径的意思，是经络系统的纵行干线，多循行于人体深部。"络"即网络，是经脉的分支，它纵横交错，网络全身，无处不至，其部位分布较浅。经络遍布周身，把五脏六腑、四肢关节、五官九窍、筋骨皮肉等紧密地联结成一个统一的整体，是沟通人体表里上下、联系脏腑组织和通行气血的一个独特系统。

经络学说是研究人体经络系统的生理功能、病理变化及其与脏腑相互关系的学说，是祖国医学理论体系的重要组成部分。它的产生和发展与针灸、按摩疗法的产生和发展有密切关系，但它不仅是针灸科的理论基础，而且指导着中医内外各科的临床实践，正如《灵枢·经脉》篇说："经脉者，所以……处百病，调虚实，不可不通。"

经络学说和针灸疗法，早在 6 世纪左右便由我国传到日本，以后相继传入其他国家。经过不断的发展，现在世界上法、英、德、日、印、朝等许多国家，都在学习和研究我国针灸学。这充分说明了祖国医学中的经络学说在世界医学上起的巨大影响。

现在的针刺麻醉及新医疗法都是在经络学说的基础上发展起来的。尽管对它的实质还有待进一步研究，但是，运用这一理论指导临床实践是有其现实意义的。

毛主席教导我们说："我们必须尊重自己的历史，决不能割断历史。但是这种尊重，是给历史以一定的科学的地位，是尊重历史的辩证法的发展，而不是颂古非今，不是赞扬任何封建的毒素。"因此，我们必须正确对待经络学说这一宝贵遗产，努力发掘，加以提高，这是党和人民交给我们的光荣使命。

第一节　经络的内容

经络的内容包含很多，有十二经脉、奇经八脉、十二经筋、十五别络以及孙络、浮络等。但其中最主要的是十二经脉，其次是奇经八脉，它们与医疗实践的关系最为密切，也是本章讨论的主要内容。其余的经别、经筋等只作大体介绍。

一、十二经脉

（一）十二经脉的分布及表里关系

十二经脉有手三阴经、手三阳经、足三阴经、足三阳经。阴经属脏络腑，阳经属腑络脏。手三阴经分布在上肢内侧，手三阳经分布在上肢外侧。足三阳经分布在下肢外侧，足三阴经分布在下肢内侧。内外侧的前后分布次序是：太阴在前，厥阴在中，少阴在后；阳明在前，少阳在中，太阳在后（手足同。但其中足太阴脾经在内踝上八寸处，交出足厥阴肝经之前），分别构成表里关系，具体见表 3.1。

表 3.1　十二经脉在四肢的分布次序及表里关系

分布次序		内侧（里）	外侧（表）
手	前	太阴经（肺）	阳明经（大肠）
	中	厥阴经（心包）	少阳经（三焦）
	后	少阴经（心）	太阳经（小肠）
足	前	太阴经（脾）	阳明经（胃）
	中	厥阴经（肝）	少阳经（胆）
	后	少阴经（肾）	太阳经（膀胱）

（二）十二经脉的交接次序及其交接部位

十二经脉的循环是相互交接的，每一经脉都在一定部位上受它经之

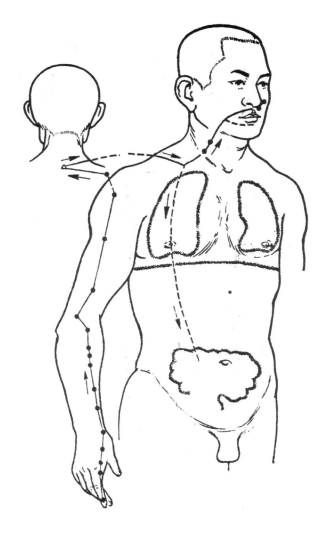

图3.3 手阳明大肠经循行图示意

3. 足阳明胃经

起于鼻旁（迎香），挟鼻上行，相交于鼻根部，旁行入目内眦，与足太阳经脉相会，下行沿鼻外入上齿中，还出，夹口环唇，下交承浆，分别沿下颌的后下方，经大迎，过耳前，沿发际至前额。

分支：从大迎向后下方行至大椎，再前行至缺盆，下膈，属胃，络脾。

分支：从胃下口分出，经腹部深层，下行出至腹股沟处的气街穴。

直行：从缺盆下行，沿乳中线，挟脐（旁开二寸）下行，至气街穴与前支相会合，下行大腿前侧外缘，至膝膑，沿足胫外侧前缘下行至足背，入足第二趾外侧端（历兑）。

　　分支：从足三里穴起，下行入足中趾外侧端。

　　分支：从足背上冲阳穴分出，下行入足大趾内侧端（隐白），交于足太阴脾经（见图3.4）。

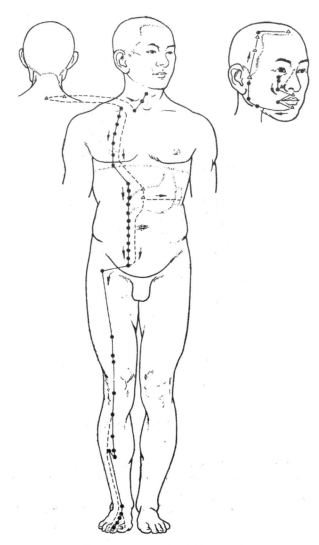

图3.4　足阳明胃经循行图示意

4. 足太阴脾经

起于足大趾内侧端（隐白），沿内侧赤白肉际，上行过内踝之前缘，沿小腿内侧正中线上行，在内踝上八寸处交出足厥阴肝经之前，上行沿大腿内侧前缘，经腹至腹哀穴处入腹属脾络胃。

分支：从腹哀穴处分出，向外上方行至腋，再折向后下方至腋下大包穴，再折向上前方经中府入里上行挟咽，连舌本，散舌下。

分支：从胃直上过横膈，注入心中，交于手少阴心经（见图3.5）。

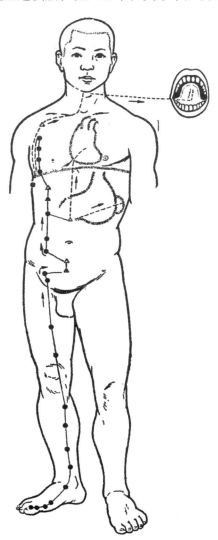

图 3.5　足太阴脾经循行图示意

5. 手少阴心经

起于心中，属心系，下膈，络小肠。

分支：从心系分出，上挟食道，连于目系。

直行：从心系上肺，出腋下（极泉），沿上肢内侧后缘过肘，经掌后锐骨，至小指内侧端（少冲），交于手太阳小肠经（见图3.6）。

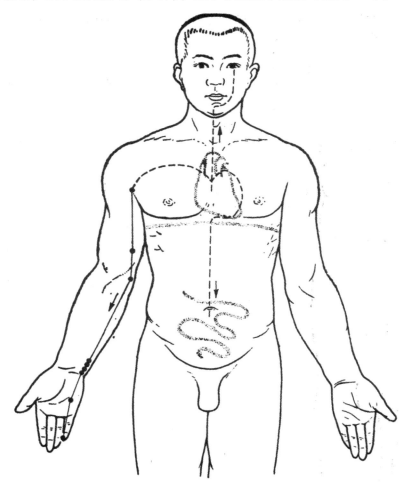

图3.6　手少阴心经循行图示意

6. 手太阳小肠经

起于手小指外侧端（少泽），沿手背上肢外侧后缘，过肘，上行绕肩胛，交肩上（大椎），前行入缺盆，络心脏，沿食道下膈过胃，属小肠。

分支：从缺盆沿颈上颊，至目外眦，转入耳中（听宫）。

分支：从颊经眼下缘至目内眦（睛明），交于足太阳膀胱经(见图3.7)。

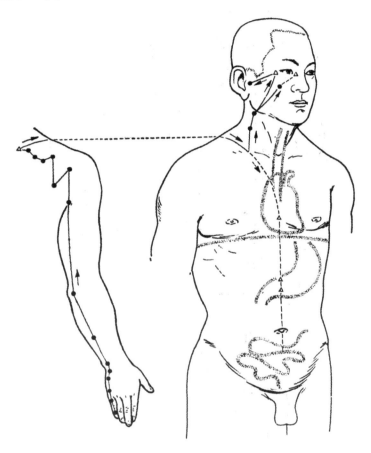

图 3.7　手太阳小肠经循行图示意

7. 足太阳膀胱经

起于目内眦（睛明），经额上行，交会于头顶部（百会）。

分支：从头顶部分出，向两侧下行至耳上角。

直行：从头顶部分别向后行至枕骨处，进入颅内，络于脑，复出于外，分别下项（天柱），下行会于大椎，再分左右挟脊（一寸五分），抵腰（肾俞）络肾，属膀胱。

分支：从腰分出，挟脊下行，贯于臀部，下至腘窝中（委中）。

分支：从后项分出，下经肩胛内侧，从附分穴挟脊（三寸）下行至髀枢，经大腿后侧至腘窝中与前一脉会合，下至腓肠肌中（承山），向外下至足外踝后，沿足背外侧至小趾外侧端（至阴），交于足少阴肾经（见图3.8）。

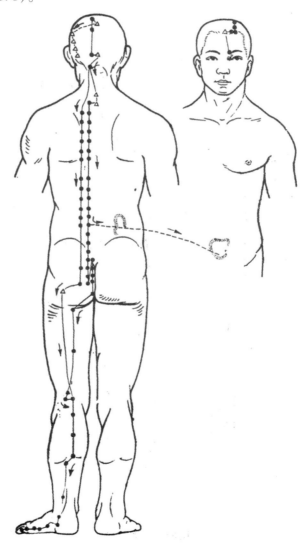

图3.8　足太阳膀胱经循行图示意

8. 足少阴肾经

起于足小趾下，斜行于足心（涌泉），至内踝后（太溪），下入足跟，上沿小腿内侧后缘，至腘内侧，上股内侧后缘入脊内（长强），贯脊至腰，属肾，络膀胱。

分支：从脊内分出，由会阴上行经腹（正中线旁开五分）走胸（正中线旁开二寸），止于俞府穴。

直行：从肾上行，过肝，贯膈，入肺，沿喉咙，挟于舌根部。

分支：从肺中分出，络心，注于胸中，交于手厥阴心包经（见图3.9）。

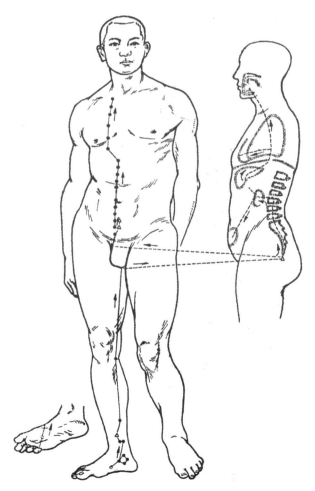

图3.9　足少阴肾经循行图示意

9. 手厥阴心包经

起于胸中，属心包，下行，依次络于上、中、下三焦。

分支：从胸中分出，横行至腋下三寸处（天池），又上抵腋下。沿上肢内侧中线入肘，过腕，至掌中（劳宫），循中指出其端（中冲）。

分支：从掌中分出后，沿无名指出其尺侧端（关冲），交于手少阳三焦经（见图3.10）。

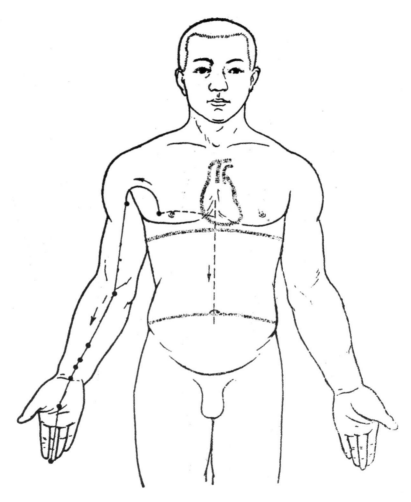

图 3.10　手厥阴心包经循行图示意

10. 手少阳三焦经

起于无名指尺侧端（关冲），向上沿无名指尺侧至手腕背面，经前臂外侧中线，过肘，上肩，向前行入缺盆，布膻中，散络心包，过膈膜，依次属于上、中、下三焦。

分支：从膻中分出，上行出缺盆，至肩（大椎）上项，沿耳后（翳风），直上出耳上角，前行经额至目眶下。

分支：从耳后分出，进入耳中，出走耳前，至目外眦（瞳子髎）交于足少阳胆经（见图 3.11）。

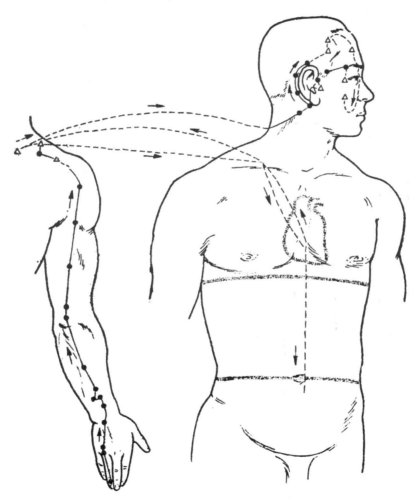

图 3.11　手少阳三焦经循行图示意

11. 足少阳胆经

起于目外眦（童子髎），过听会，上至头角（颔厌），下耳后（完骨），折回上行经头额至眉上（阳白），又向后折至风池穴，下行至肩（大椎），前行入缺盆。

分支：从耳后分出，进入耳中，出于耳前，至目外眦。

分支：从目外眦分出，下行至大迎，折行至目眶下，又折向后下方行走过颊下颈，与前脉合于缺盆，入里下行至胸中，贯膈，络肝，属胆，沿胁内下出气街，绕毛际横行于环跳穴处。

直行：从缺盆下腋，沿胸侧，过季肋，下行于环跳穴处与前脉会合，再下行，沿下肢外侧中线，过股、膝、胫至外踝之前，沿足背前行，出于第四趾外侧端（窍阴）。

分支：从足背（临泣）分出，前行出于大趾爪甲后丛毛处，交于足厥阴肝经（见图 3.12）。

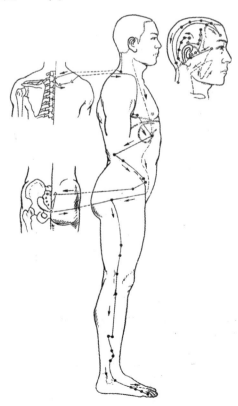

图 3.12　足少阳胆经循行图示意

12. 足厥阴肝经

起于足大趾爪甲后丛毛处，下于大趾外侧端（大敦），向上沿足背内踝前缘上行，至内踝上八寸处交出足太阴脾经之后，上行过膝内，沿股内侧中线进入阴毛中，绕阴器，至小腹，向外上方行至十一肋端，再向内上方至期门穴。

分支：从第十一肋端分出，入腹挟胃，属肝，络胆，上贯膈，分布于胁肋，沿喉咙，进入鼻之内窍，上行连目系，出于额，上行与督脉会于头顶部。

分支：从目系分出，下行于颊部之里，环绕口唇。

分支：从肝脏分出，上贯膈，注肺中，交于手太阴肺经（见图3.13）。

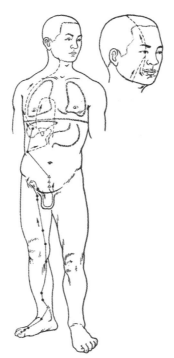

图3.13　足厥阴肝经循行图示意

二、奇经八脉

奇经八脉是指督、任、冲、带、阴维、阳维、阴跷、阳跷共八条经脉。由于它们不与脏腑直接相连属，没有表里配偶关系，与十二脉有一定的区别，所以称为"奇经"。兹将其八脉的循行部位分述如下。

（一）督脉

督脉循行于背脊正中线，三阳经脉皆汇聚于督脉，所以有"督为阳脉之海"的说法。

循行部位：起于胞宫（男子起于精室），下抵阴器，至会阴，经尾间骨端（长强），沿脊柱中间，上行至头顶（百会），再沿前额下行至鼻柱，再下至人中，入里，止于上齿龈的正中（龈交）（见图 3.14）。

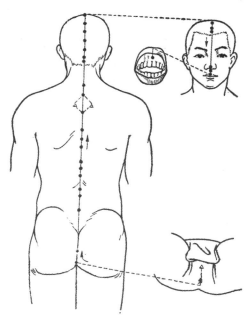

图 3.14　督脉循行图示意

（二）任脉

任脉循行于腹胸正中线，足三阴经脉皆汇聚于任脉，所以有"任为阴脉之海"的说法。任脉于女子具有孕育胎儿的作用，所以又说"任主胞胎"。

循行部位：起于胞宫（男子起于精室），下出会阴，过阴器，上毛际，沿腹部正中线直上至咽喉，再上至承浆，绕口唇，分左右两支，循面入目（见图3.15）。

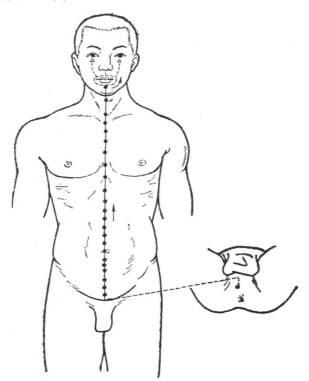

图3.15　任脉循行图示意

（三）冲脉

冲脉前行腹胸，后达背脊，上至于头，下至于足，有总领诸经气血之功，为十二经气血之要冲，所以有"冲为血海"和"经脉之海"等说法。

　　循行部位：起于胞宫（男子起于精室），下出会阴，分前、后、下共三条路径而行。前行之脉，出会阴，过阴器，出于气街，横行至中极、关元二穴与任脉相会合后，向外至腹部正中线旁开五分，并足少阴肾经上行，散布于胸中，循咽喉络唇口，上行至面。后行之脉，过会阴绕肛门，上行于脊柱里与督脉相通，上出于足太阳膀胱经的大杼穴。下行之脉，从气街穴处下行又分二支，一支行于足阳明胃经的巨虚上下廉，另一支与足少阴肾经相合，下胫，循跟骨上缘，下入足大趾（见图3.16）。

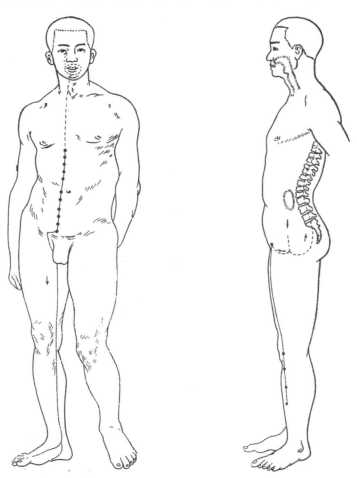

图3.16　冲脉循行图示意

（四）带脉

带脉循行围腰一周，如束带然，能约束诸脉，所以有"诸脉皆属于带"的说法。

循行部位：起于季肋下的章门穴，向后下方至带脉穴，环绕腰腹一周，再向前下方斜行至维道穴（见图 3.17）。

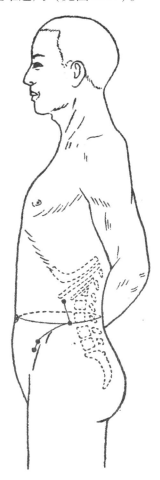

图 3.17　带脉循行图示意

（五）阴维脉

阴维脉起于下肢，自下肢内侧上行至颈，运行三阴经之间，以维系三阴经。

循行部位：起于小腿内侧（筑宾），沿大腿内侧上行腹，沿腹部正中线旁开四寸上行，至胁肋循胸入乳，向中上方至颈部正中线的廉泉穴（见图 3.18）。

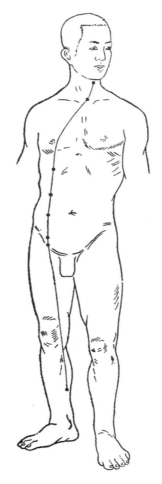

图 3.18　阴脉循行图示意

（六）阳维脉

阳维脉也起于下肢，自下肢外侧上行至头，运行于三阳经之间，以维系三阳经。

循行部位：起于足跟外侧（金门），上出外踝，沿足少阳经上行，过髀枢，循胁肋后上行，经腋后上肩，循颈至后项正中线的哑门穴，上入风池，沿足少阳经上头循额而络于眉上的阳白穴（见图3.19）。

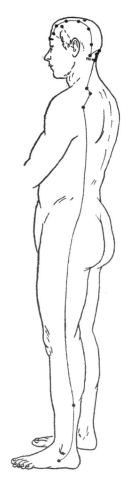

图3.19 阳维脉循行图示意

（七）阴跷脉

阴跷脉起于跟中，自内踝上行至目，主一身左右之阴。

循行部位：起于足跟内侧然谷后，经内踝沿下肢内侧后方上行，入前阴，上循腹胸至缺盆，沿结喉旁到达目内眦（见图3.20）。

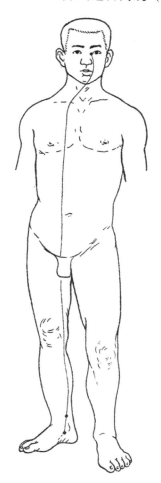

图3.20 阴跷脉循行图示意

（八）阳跷脉

阳跷脉起于下肢，自下肢外侧上行至头，运行于三阳经之间，以维系三阳经。

　　循行部位：起于足跟外侧而出于外踝下五分处（申脉），经外踝沿下肢外侧后方上行，循胁后上肩，至颈，上挟口角，到达目内眦，再沿足太阳经上行入发际，向外后方行至风池穴而终（见图3.21）。

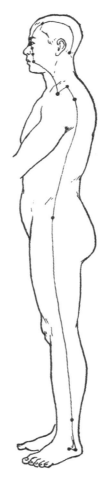

图3.21　阳跷脉循行图示意

　　奇经八脉，在临床实践中均有一定的实用价值，特别是督、任、冲、带四脉更有较大的临床指导意义。督、任、冲三脉，皆起于胞宫，同出于会阴，一源而三歧，任脉行身前，督脉行身后，冲脉行身前后交贯于任、督二脉之中，带脉则绕身一周而约束奇经八脉，同时也总束了十二经脉的足经各脉。一般说来，冲、任、带三脉和妇女的经、带、胎、产有密切关系，督脉和男子的生殖机能有密切关系。

奇经八脉与十二经脉虽有一定的区别，但在营运和蓄溢气血上又有密切的关系，督脉以大椎汇聚诸阳经，任脉以中极、关元汇聚足三阴经，而冲脉、带脉、阴维、阳维、阴跷、阳跷等六脉则运行出入于十二经脉之间，具有调节十二经脉气血的功能。凡十二经脉气血满溢时，则流藏于奇经八脉之中，好比江河的水溢，流入于湖泊一样，蓄以备用。

三、十二经别、十二经筋、十五别络的概念

十二经别是十二经脉的别行部分，十二经筋从属于十二经脉，十五别络基本上是十二经脉沟通表里关系的联结部分。它们在经络学说里虽然都占有一定的地位，但它们都为十二经脉所主宰，所以这里在详细介绍了十二经脉之后，再简略地介绍一下它们的基本概念。

（一）十二经别

经别，又叫"别行的正经"。十二经别，是十二经脉别出的一个部分。大多起于肘膝关节以上的部位，入于躯干深部（内脏），它具有加强十二经脉表里联系的作用。阳经别出后复回入阳经，如足太阳经别从腘窝中的本经别出，上行入肛，循背脊上出于后项，复属于足太阳本经。阴经别出后即进入与它相表里的阳经会合，如足少阴经别，从膝关节内侧的本经别出，向后入腘中，上行于肾，再上至舌本，复出于项，合于足太阳经。

（二）十二经筋

十二经筋，是十二经脉所属的一个部分。它起于四肢末端，结于关节，络于头面，不入于内脏，它具有联缀和主管关节屈伸运动的作用，如足太阳经筋，起于足小趾，上结于踝，结于膝，结于臀，上挟脊上项，结于枕骨，上头下额结于鼻。

（三）十五别络

十五别络，是从经脉别出的主要络脉。十二经脉和任、督二脉，各有一个别络，再加上脾之大络，共称为"十五别络"。

十五别络，多起于肘膝关节以下，阴经别络走入相表里的阳经，阳经别络走入相表里的阴经，大部分不入内脏。它主要是在四肢部分，构成十二经脉的表里关系。如手太阴肺经的别络，起于手腕后的列缺穴，向臂外走入手阳明大肠经。

此外，尚有孙络、浮络等名称。孙络是指别络之分支细小者，浮络是指孙络之浮在肌表者。

现将经络的内容列示如下（见表3.2）。

表3.2 经络的内容

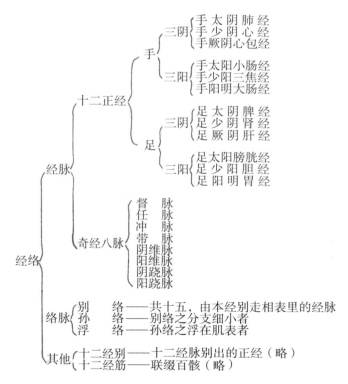

第二节 经络的作用

一、生理方面

经络的生理作用就是把人体五脏六腑、皮肉筋骨、五官九窍等组织器官有机地联系起来，十二经筋则联缀百骸以司肢体运动，而构成了一个表里、上下彼此之间紧密联系，协调共济的统一体。并可在心的主导下运行气血，使气血周流全身，以营养各组织器官，并发挥抗御外邪的作用，从而维持人体正常的生理功能。

二、病理方面

经络在病理上的反映或体现，主要表现在疾病的发生和转变。经络失去正常的机能，则经气不利，卫外机能减弱，就容易遭受外邪的侵袭而发病。既病之后，病邪又常沿经络自外而内、由表及里的传变。《素问·皮部论》篇说："邪客于皮则腠理开，开则邪入客于络脉，络脉满则注于经脉，经脉满则入舍于腑脏也。"就指出了外邪从皮毛腠理侵入人体，并沿着络脉、经脉到腑传脏的途径，逐渐由表向里传变的规律。经络不仅是外邪由表入里的传变途径，而且也是脏腑与体表组织之间病变相互影响的重要途径。经络受邪可反映到相应的循行部位及其所属脏腑发生病变，如齿痛多由足阳明胃经或手阳明大肠经的经气（即经络功能）失调所致，因二经皆循行于牙龈的部位。再如足太阳膀胱经的经气受病，一方面可反映出头项腰背痛，另一方面还可反映小便不利，这是因为足太阳膀胱经循行的部位是头项腰背，而它所属的腑是膀胱。同样，脏腑受病也可影响经脉，而在其所属经脉循行路径上发生疼痛或找到压痛点。如肝病见两胁痛或少腹痛，就是因为两胁与少腹是肝的经脉循行的部位。同时，由于经络的联系，脏腑病变可以相互影响，如肝病影响胃，心热移于小肠，肾阳虚水气凌心等。

三、诊断方面

由于经络是沟通人体脏腑与各个组织的通道，其循行又有一定的部位和起止点，因此，在临床上，就可根据疾病所出现的症状，结合经络的循行部位和所系的脏腑，作为诊断病症的依据。如同一头痛证，前额痛属阳明经，后头痛属太阳经，两侧头痛属少阳经；又如两胁和小腹两侧疼痛多属厥阴肝经。同时，不同脏腑的病变，可反映在所属经络的某些穴位上，而且具有明显的压痛点，如肺脏有病，有时可在肺经的中府穴或膀胱经肺俞穴找到压痛点。另外，临床上诊脉独取寸口以及望小儿指纹的方法也是这个道理。因为寸口及食指内侧均系手太阴肺经所过，肺朝百脉，为十二经之经气汇聚的地方，如《难经·一难》吕广注说："肺为诸脏上盖，主通阴阳，故十二经皆会手太阴寸口，所以决吉凶者，十二经有病，皆见寸口。"

四、治疗方面

经络学说广泛地用于临床各科的治疗，特别在针灸、按摩和药物治疗方面更具有较大的指导意义。在针灸、按摩治疗方面，就是根据某一经或某一脏腑的病变，而在其相应的部位上取穴或针或灸或按摩，以调节经络气血的活动，从而达到治疗的目的。例如：治疗头痛，除了取疼痛部位的俞穴外，还须循经取穴。头痛属太阳经则配后溪、昆仑穴；属阳明经则配合谷、内庭穴；属少阳经则配中渚和侠溪等。同样，脏腑有病，也可在它相应的经脉上取穴，如胃痛取胃经的"足三里"穴，肝病刺肝经的"期门"穴，黄疸刺太冲、足三里穴，痢疾刺足三里、天枢穴等。用药也是如此，根据某些药物对某些脏腑经络的特殊作用，而采用分经用药，如头痛属太阳经则用羌活，属阳明经则用白芷，属少阳经则用柴胡等。

此外，当前被广泛用于外科临床的针刺麻醉以及新针疗法，如耳针、电针、水罐、羊肠线埋藏等也都是在经络学说的理论基础上发展起来的。这些新的治疗方法，具有操作简单、经济、方便、疗效显著等优点，我们要熟练掌握，大力推广，从而进一步地发挥经络学说在临床上的作用。

附一：经脉交会脏腑情况（见表3.3）

表3.3 经脉交会脏腑情况

脏 腑	交 会 经 脉	
肺	①手太阴经 ③手少阴经 ⑤足厥阴经	②手阳明经 ④足少阴经
大 肠	①手阳明经	②手太阴经
胃	①足阳明经 ③手太阴经 ⑤足厥阴经	②足太阴经 ④手太阳经
脾	①足太阴经	②足阳明经
心	①手少阴经 ③足太阴经	②手太阳经 ④足少阴经
小 肠	①手太阳经	②手少阴经
膀 胱	①足太阳经	②足少阴经
肾	①足少阴经 ③督脉	②足太阳经
心 胞	①手厥阴经	②手少阳经
三 焦	①手少阳经	②手厥阴经
胆	①足少阳经	②足厥阴经
肝	①足厥阴经 ③足少阴经	②足少阳经

附二：关于经络实质的研究

关于经络的实质，长期以来存在着不同的见解，至今仍是一个有待解决的问题。二十多年来，我国广大革命医务人员和科学研究人员，遵照毛主席关于"实践，认识，再实践，再认识"的教导，通过大量临床实践和科学研究，特别是经络敏感人的发现都证实了经络是客观存在的，尤其是近几年来，新医疗法的广泛运用和针刺麻醉的成功，对经络实质的研究有了进一步发展，现就当前国内对经络研究情况择要介绍如下：

一、认为经络的实质是神经—体液的综合调节功能

这方面的意见认为，除了神经是经络现象的通路以外，还要把体液调节的因素考虑在内，即经络的作用乃是神经体液综合调节的结果。因为有时针刺效应的潜伏期是比较长的，效应也往往比较持久。实验证明：患急性阑尾炎时，针刺可使血液内氢皮质激素含量增加；针刺还能促进垂体前叶分泌卵泡刺激素和黄体生成素，影响排卵；针刺后可使血液中促肾上腺皮质激素增高，临床上应用促肾上腺皮质激素、考的松（可的松）等激素治疗风湿等胶原性疾病以及支气管哮喘、荨麻疹等过敏性变态反应疾病。而针刺疗法对上述疾病的治疗有效，似和针刺后垂体—肾上腺皮质系统机能增强，促肾上腺皮质激素及考的松等激素分泌增多有关，从而发挥了类似这些激素的抗炎及变态反应的作用。

因此，主张经络与神经体液综合调节机能相关说者颇多，此说在解释针灸治疗疾病的原理上有相当的普遍性，但对经络现象中的某些问题，根据现今神经体液调节知识，尚不能予以完满解释。

二、认为神经系统和经络系统是构成针麻原理的两个因素，两者都不能互相取代，也不能轻易肯定一方、否定一方

这方面的意见认为神经系统在针刺镇痛中起主导作用，可以从神经传导的三个环节与针刺镇痛作用的关系方面来看。

（一）针刺加强了大脑皮层的抑制作用，从而提高了疼痛的感受限度，即提高了痛阈。

（二）神经传导功能正常，是针刺产生镇痛作用的重要条件。如针刺下半身瘫痪病人无针感。

（三）感觉神经末梢是针刺产生镇痛作用的基础。如局麻穴位后无针感。

实验与临床实践发现，针刺都要通过神经末梢传入中枢神经，再通过传导和反射，实现它与手术部位的联系。如这一传导通路发生障碍，就可影响兴奋向抑制的矛盾转化，进而影响针麻的效果。因此认为，针刺镇痛作用的产生，有赖于神经系统功能的存在，这方面看法与以下第

三种看法相同，即经络的实质就是神经。

以上所述是一方面，但从临床出发，单用神经学说还不能完全解释针麻的机制，而用经络学说则可以解释。例如：在针麻中发现针刺所产生的酸、麻、胀、重感觉，往往是沿着经络的路线传导。如扎内关穴时，针感往往沿着内关所在的经络向上传至腋下和胸前，而不是循着内关所在的神经向下传至手指。在作胸部手术时，根据经络学说"病在左，取之右；病在右，取之左"的提法，在对侧上肢取穴施行针麻，也获得了满意的效果。如按神经生理解剖来说，神经干的分布有它特定的区域，当刺激某一神经干时，只能引起它所支配的部位发生变化。因此，用神经学说就不能解释交叉取穴的问题。用经络学说，则肢体两侧的同名经络都向内联系其所属脏腑，并无左右之分，便可以解释交叉取穴的道理。

综上所述认为，针刺镇痛的原理，用神经学说和经络学说都有可以解释的地方，也有解释不了的地方。因此，神经系统和经络系统是构成针麻原理的两个因素，两者都不能互相取代，也不能轻易肯定一方，否定一方。当然两者的作用并不是相等的，神经系统仍起着主导的作用。

三、认为经络的实质就是神经

针刺"得气"时的酸、麻、胀、痛及触电感，往往沿着经络循行的路线扩散，成为循经走行的经络现象。中医经络学说对"得气"的解释称之为"经气来至"，持这方面意见者认为"得气"是经络的功能。并抓住这一关键问题，通过"得气"感觉，进一步分析研究经络的实质。

在研究"得气"问题的时候，给下半身神经功能丧失而截瘫的病人进行针刺，无论什么穴位，手法多强，病人都不会产生"得气"感觉，而在其上肢针刺时病人就产生"得气"感觉，说明"得气"也许和神经系统有着密切的关系。为了考验这个推理是否正确，他们又在半身麻醉的病人中观察，发现针刺腿部穴位，也同样不能"得气"。用局麻药注射穴位深部，使该处神经暂时麻痹，然后在这个穴位扎针，发现该穴亦不能"得气"。以上实验结果证明，针刺"得气"是和神经系统的功能完整与否有密切关系的。对穴位的解剖结构的研究也证明，人体全身三百多个穴位中，一半的穴位下面有神经直接通过，另一半的穴位则在其周围半厘米的范围内有神经通过。这说明穴位和神经之间，在形态结构上也是有密切关系的。这些事实说明，神经系统就是针刺穴引起"得气"感觉的物质基础。

对针刺"得气"感觉是怎样通过神经系统产生镇痛作用，进行进一步的实验研究，发现针刺"得气"感觉和疼痛感觉的相互作用主要是在脑子里的所谓"非特异性投射系统"中进行的。两者组成了一对矛盾，它们相互影响，相互制约，相互斗争。这两种感觉相互发生作用的结果，使针刺"得气"感觉，在一定的条件下成为矛盾的主要方面，就减轻或消除了手术引起的疼痛感觉。因此，认为针麻的本质，就在于"得气"感觉抑制了疼痛的感觉。

基于上述认识，即按照神经解剖知识选择穴位，有意识地把针直接刺到神经上，并且在针上通电刺激神经，然后进行各种手术，也取得了良好的效果。经过针麻反复临床实践和科学实验，认为古人描写"经络"的功能，其中有一部分，如针刺的"得气"感觉和它的镇痛作用，实际上就是指的神经系统的功能。

四、认为经络的实质是机体的生物电现象

有人通过对皮肤电阻与皮肤电位的研究，发现许多的"良导点""良导络"与穴位及经络很相似；还有人实验证明：当器官活动增强时，相应经络原穴电位增高，器官摘除或经络路线经过的地方组织破坏，则相应经络原穴电位降低，甚至达到零值。认为这就是经络存在的客观证明。但是这方面各家研究的结果，很多尚没有一致的看法。

五、认为经络的实质是一个独立的类传导系统

这种说法主要由经络吸收现象似可被某种非麻醉剂封闭，称之为经络吸收封闭现象而提出来的。因为许多的临床及实验室的研究结果均表明：针刺任何一个穴位，都可能引起不同程度的神经体液性活动，但不同神经有其特有的不同影响区域，所以神经体液性活动还不能完满解释

经络的本质问题。进而他们根据在动物实验里所获得的一些现象提出经络既与神经系统有密切关系，又是一个独立的类传导系统。其实验中所获得的一些现象如下。

关于经络吸收现象。实验是以某种物质从兔耳炎症病灶被吸收的速率和淋巴管管腔的状况为指标进行观察的。发现在针刺足阳明胃经的足三里穴时，可以改善病灶的血循状态，表现为某种物质吸收加速，显示了经络的特异效应，此为经络吸收现象。

关于经络吸收干扰现象。当针刺与胃经相表里的脾经上的合穴阴陵泉时，出现与针刺足三里时相同的效应，这称为经络吸收感应现象。若以平补平泻的手法先后或同时针刺足三里或丘墟，则吸收现象显著降低，这称为经络吸收抑制现象。但是若改变针刺程度，即给足三里以弱刺激，而给丘墟以强刺激时，则可以解除上述抑制，这叫经络脱抑制现象。

关于经络吸收封闭现象。在进一步实验里，又发现这种经络吸收现象有被某种非麻醉剂封闭的可能，把这种现象称为经络吸收封闭现象。

为了解决不同穴位具有不同影响领域以及孔穴间或经络间的相互制约关系，在切断了支配针刺孔穴区域的神经支配后经络吸收现象几乎完全消失。若只保留部分的神经支配，则吸收现象有部分保留，说明经络吸收现象与神经系统有密切关系。

根据以上现象，提出了经络系统是类传导系统。亦即经络可能是分布在体表的严整而规律的又相对独立的体系。它受神经系统所调节，但绝不等于古典解剖学所指的中枢神经的机能活动的体现者，它似乎具有特异生理及理化特性，并且可能被某种物质所阻断，从而认为经络的实质很可能是进化较古老的、分化较为低级的传导系统。

六、认为经络的实质是人体控制系统

持这种说法者根据在个性中存在共性的道理，认为经络是人体控制系统。所谓"控制系统"，是由被控制对象及各控制元件、部件、线路有机结合而成的，是完成一定控制功能的一个整体。

人体控制系统——经络，则由人体的各种脏器，即五脏六腑、四肢百骸、肌肉表皮的五官毛发及大脑等控制元件、部件，用神经网络体液系统等有机地联系起来，对人体的生命活动进行控制的一个整体。而神经体液是控制系统中的控制线路。经络与神经体液的关系也就是控制系统与控制线路的关系，是整体与部件的关系。神经系统是经络中的主要部件，"神经中枢"也就是"经络中枢"即人体控制系统的"控制中心"。经络的物质基础是整个人体，但从控制论的观点看，神经系统是经络物质基础的主要成分，因为经络在解剖学上目前尚未找到单独的实体。

以上是关于经络实质问题的几种主要见解。这些见解来源于临床实践和实验的研究，都有一定的根据，但是目前还不能全面、深刻、准确地认识经络的实质。我们应当继续不断地运用现代科学知识和技术方法探讨经络的实质，以推动现代生理学的发展，为创立新医学做出贡献。

小　结

经络，根源于脏腑，网布周身，既能沟通人体表里、上下，又是气血运行的通道，并且由于气血在经脉内的周流不息而有抗御外邪的作用。在脏腑功能的作用下，气血循着经络的分布而营运全身。行气血，荣阴阳，濡筋骨，利关节都需依靠经络来完成。

经脉有奇、正之分。正经，即手足三阴三阳十二经脉，它的循行规律是手之三阴从胸走手，手之三阳从手走头，足之三阳从头走足，足之三阴从足走腹，如此循环，营卫之气，得以流行无已。十二经脉与脏腑有着密切联系，一脏一腑，一表一里，一络一属，则其阴阳表里关系配合无间。

奇经八脉，即冲、任、督、带、阴维、阳维、阴跷、阳跷。与正经的不同点是，一无表里关系，二不与脏腑直接联系。其功用是助正经以储蓄气血。八脉之中，任、督二脉，一行腹，一行背，各有自己的循行部位，其余之脉，多借正经之路以行。一般所说的十四经，即指十二经合任、督二脉而言。

总之，人的生命活动，不离气血，而气血为脏腑所化生，运行于经脉之中，所以经络在生理状态下有联系周身、运行气血的功能，在病理状态下病邪亦可循经出入而反映各种病变。在诊断时，根据经络循行部位，可以察知体表病变与内脏的关系。因此，经络学说长期以来指导着中医临床实践。然而对于经络实质的认识，至今仍不够完善，尚需广大医务工作者和科研工作者进一步探讨，以便获得更大成果，贡献于人类保健事业。

思　考　题

1. 何谓经络，它包括哪些主要内容？它在生理、病理上有何作用？
2. 经络学说对诊断、治疗有何意义？
3. 概括说明经脉的循行和分布规律。

第四章　病因与病理

病因，就是引起人体发生疾病的原因。病理，是指各种致病因素作用于人体引起的病变机理。

祖国医学在长期和疾病做斗争的过程中，对病因、病理的认识积累了丰富的经验，逐步形成了一套病因、病理学的理论。

祖国医学对病因的论述，不仅指各种致病因素，而且包含有发病学和病理学的内容。在发病学方面，认为人体脏腑组织之间，以及人体与外界环境之间的对立统一关系维持着人体的正常生理活动，这种状态因某种原因遭到破坏，就会发生疾病。在病因学方面，认为致病因素是多种多样的，如气候的异常、疫疠的传染、精神因素的刺激、饮食所伤、劳倦、外伤、虫兽伤、寄生虫等，还有些病理产物如瘀血、痰饮之类，也是造成某些疾病的因素。在病理学方面，致病因素作用于机体后，疾病的发生、发展和转归，有阴阳失调、升降失常、邪正消长等几个主要方面的病理变化。

第一节　发　病

疾病的发生归结到一点，就是机体的正常生理功能在某种程度上的破坏。造成正常生理功能破坏的原因有两个方面，一是人体的正气减弱，二是邪气对人体的影响。所谓"正气"，是指机体各脏腑组织的机能活动及其抗病能力，简称为"正"；所谓"邪气"，是指各种致病因素，简称为"邪"。疾病的发生和变化过程，就是人体内部"邪正交争"，损害与抗损害的矛盾斗争过程。

祖国医学中的发病学很重视人体的正气，认为正气是内因，邪气是外因。疾病的发生，虽然包含有邪气（外因）的侵袭，但起主导作用的是人体正气（内因）的衰虚。在一般情况下，若人体的正气旺盛，邪气就不易侵犯人体，只有在人体正气虚弱的状态下，邪气才能乘虚侵入人体而起致病作用。这就是《素问遗篇·刺法论》说的"正气存内，邪不可干"以及《素问·评热病论》中说的"邪之所凑，其气必虚"的发病学观点。当然在某些特殊情况下，外邪亦可成为发病的主要原因，如某些严重感染或强烈的物理化学因素等，即使这样，邪气还是通过正气而发病的。这种认识，是基本符合于毛主席关于"外因是变化的条件，内因是变化的根据，外因通过内因而起作用"的辩证法思想的，与片面地强调外因论的形而上学观点，有着根本的区别。

发病后，病情的轻重，病程的长短和转归，与正气的强弱，亦有密切关系。一般说来，正气较足，抗病力较强的，发病后病情多轻，病愈较快，转归也较好；正气不足，抗病力弱的，发病后病情多重，病愈较慢，转归也较差。这是临床经常见到的客观情况。

第二节　病　因

病因，即导致疾病发生的因素。祖国医学在长期生活和医疗实践中认识到，各种致病因素的性质不同，可在人体产生不同的病理变化和反映出特有的证候。因此，祖国医学对病因的认识，就是研究各种致病因素的性质和致病特征的一般规律，它是祖国医学辨证施治的重要内容。

中医认识病因，除了联系病人起病时外界可能存在的客观因素外，如受寒淋雨，异常的精神刺激，主要以各种病症的临床表现为依据，也就是通过分析患者的症状体征，找出其发病的原因，这种通过分析症状体征找出病因的方法，称为"辨证求因"。所以我们学习各种致病因素的性质和致病特征，也主要是掌握它们所致病症的临床表现。

还必须指出，临床上所分析的病因，实际上包含着以下两个方面的内容。

一是指原始致病因素，即导致起病的原因。包括六淫（风、寒、暑、湿、燥、火）侵袭，疫疠传染，七情（喜、怒、忧、思、悲、恐、惊）的异常剧烈的刺激，饮食劳倦所伤，金刃外伤，虫兽咬伤等，这对于临床是有重要指导意义的。例如因受寒而引起恶寒、发热、身疼、无汗等症，即可从表寒证治疗。但是，由于病邪侵犯人体往往随着正邪斗争的复杂过程而不断地演变着，其表现的证候也就会发生变化，在这个时候，原始致病因素对治疗的指导意义就不大了。

二是指疾病因果转化中的继发性致病因素。包括在正邪斗争过程中已经转化了的病、邪、脏腑病变的概括（内风、内寒、内湿、内燥、内热和疾病过程中的异常情志等）及其病理产物（痰饮、瘀血等）。恩格斯说："原因和结果经常交换位置；在此时或此地是结果，在彼时或彼地就成为原因，反之亦然。"如表寒入里，引起高热、胸痛、气急、咳黄稠痰等症状，提示寒邪已经化热，热邪煎熬肺津成痰，是痰热壅肺为病。其热由寒邪转化而来，痰是肺病的病理产物。在这里，痰热可以说是寒邪致病的结果，但它又是产生上述症状的原因。因此，与原始致病因素相对而言，它便成了继发性致病因素。在这种情况下，继发性致病因素及其反映的证候应是辨证施治的依据。

一、六淫

六淫是指外界气候的致病因素。自然界气候包括春风、夏暑、长夏湿、秋燥、冬寒等，这种风、寒、暑、湿、燥、火等气候的正常变迁，既是自然界四时六气变化的客观规律，也是促进自然界生物发育、生长的客观条件，称为"六气"。当气候发生反常变化，包括非其时而有其气，如春季应温而反热，冬季应寒而反温等，以及气候的急剧变化，如暴冷暴热等，超过了人体的适应能力，或人体由于某种原因而致抵抗力下降，不能适应气候的变化，就可导致疾病的发生，这种情况下的"六气"就称为"六淫"。因此，在习惯上六淫泛指一切外感致病因素。

六淫为病，多与季节气候、居处环境等有关，如春季多风病，夏季多暑病，长夏多湿病，秋季多燥病，冬季多寒病，居处环境潮湿多湿病等，这是六淫致病的一般规律。但临床上必须根据当时气候环境的具体特点，结合证候表现进行全面分析。

六淫为病，从今天的临床实践来看，包括生物，如细菌、病毒等，和物理等因素作用于机体后引起的疾病。祖国医学因受社会历史条件和科学水平的限制，虽未能具体看到致病的微生物，但能用六淫概括病邪，既不排除致病因素的影响，更着重研究致病因素作用于人体后所引起的机体反应。这种把致病因素与机体反应结合在一起研究疾病发生发展规律的方法，仍是非常可贵的。

此外，还有些不是外感疾病，但也出现某些类似风、寒、湿、燥、火的证候，临床上为了与外感六淫邪气相别，分别称之为内风、内寒、内湿、内燥、内火（热）。这种内生的风、寒、湿、燥、火，是属于脏腑病理变化及其临床症状、体征的概括，本属于病理学的内容，但其在疾病因果转化中又可成为继发性致病因素，所以将其列入病因学的范畴。

（一）风

风有外风、内风之分。外风致病，不仅见于春季，其他季节均可发病。自然界各种反常气候多与风结合，依附于风，侵犯人体而发病。如风与寒合就成风寒，与热合就成风热等，它实为外感病的先导。所以《素问·风论》说："风者百病之长也。"而内风则是由于肝的生理功能紊乱所导致的病理反应。

1. 风邪的性质及致病特征

（1）风为阳邪，易伤人体上部：风为春季的主气，具有升发、向上、向外的特性，故属阳邪。由于风性向上，故风邪伤人，容易侵犯人体上部，而出现头痛、恶风、头面微肿等症。所以《素问·太阴阳明论》说："伤于风者，上先受之。"

（2）风性开泄：由于风性的升发、向外，所以风邪侵入人体，能使皮肤腠理开泄，卫气不固，出现汗出、恶风等症。

（3）风性善行、数变：风性善行，是指风邪着于人体后，反映出游走疼痛的症状。如痹证（关节炎），若其疼痛上下左右走窜不定，就是属于风邪偏胜的表现，便称为"风痹"或"行痹"。风性数变，是指风邪侵入人体后，出现变幻无常的症状。如风疹（荨麻疹），就有皮肤瘙痒难忍，发病急，消失快，出没无常的特征。

（4）风性易动：所谓动，是动摇不定的意思。如内风所出现的一些病症——眩晕、震颤、抽搐等症。所以《素问·阴阳应象大论》说"风胜则动"，这就是以自然界"风"的现象来比拟说明肝脏的病理反应的，因此，《素问·至真要大论》又有"诸风掉眩，皆属于肝"的说法。

2. 常见风证

（1）外风：外来风邪侵犯人体，它所表现的症状，既有发热、恶风、汗出、头痛，又有咳嗽、喉痒、咳痰等症。前者是风邪袭表，后者是风邪犯肺，一般称为伤风咳嗽。

（2）内风：常见的证型，有因高热不解，致热极生风的，其症状为抽搐、项强、目睛上视、角弓反张等；有因肝肾阴虚，致肝阳亢而生风的，其主症有头目眩晕，甚则卒然昏倒，半身不遂等；有因血虚生风的，其主症有视物模糊、肢体麻木或震颤、肌肉跳动等。以上这些症状出现的机理，主要是肝脏的功能失常，气血逆乱、衰虚，筋脉失养所致。

（二）寒

寒是冬季的主气，有外寒、内寒之分。外寒伤于表者称为"伤寒"；中于里者称为"中寒"，也称"寒邪直中"。内寒是机体的阳气衰虚，主要是肾阳衰虚所致。外寒与内寒虽然不同，但它们之间又是相互联系，相互影响的。如阳虚内寒的病人，往往容易感受外寒，外寒侵入机体，常损伤人体的阳气，导致内寒的产生。阳虚所产生的内寒病变，也可出现外寒中里的一些症状，其区别关键是外寒中里起病突然，阳虚内寒起病缓慢。

1. 寒邪的性质及致病特征

（1）寒为阴邪，易伤阳气。所谓寒邪伤阳，是指由于外感寒邪或寒从中生，导致阳气失去了正常的温煦、温运等功能活动。如由恣食生冷而发生腹痛、腹泻、形寒肢冷等症，就是脾阳被伤，运化失职的征象。又如脏腑阳气受伤，不能发挥温化运行水津的作用，则表现为痰涎清稀、小便清长等水液清冷的征象，所以《素问·至真要大论》说：

"诸病水液，澄澈清冷，皆属于寒。"

（2）寒性收引凝敛、主痛。"收引"有收缩牵引的意思，"凝敛"有凝滞收敛的意思。寒性收引凝敛，是指寒邪为病，能导致腠理致密，毛孔闭塞，经脉筋肉拘急，以及气血运行不畅等方面的病理变化，而反映出以疼痛为特点的一系列征象。如寒邪留滞于躯干四肢，筋脉收引凝滞，则反映为踡卧、筋骨疼痛、屈伸不利、手足拘挛等症；寒邪侵犯脏腑为病，经脉气血凝滞不行，则反映为胸痛、胃痛、腹痛等症。

2. 常见寒证

（1）外寒常见的证型。寒束肌表的，其症状为恶寒、发热、无汗、头身痛等；有寒邪犯肺的，其症状为咳嗽、鼻塞、喘息等；有寒滞筋骨的，其症状为肢节疼痛等；有寒伤脾胃（恣食生冷或腹部受凉）的，其症状为肠鸣、脘腹疼痛、呕吐、泄泻等。以上这些症状的出现，与寒邪伤阳，其性收引凝敛，是密切相关的。

（2）内寒常见的证型。上焦心肺阳虚，阴寒内盛，气血凝滞，则出现胸闷、胸背彻痛、咳逆短气等症。中焦虚寒，脾阳不足，失于运化，则出现腹胀、便溏、四肢不温等症。下焦虚寒，肾阳不足，气化失常，则出现腰膝冷痛、男子阳痿、女子带下清稀、小便频数或不利，或五更泻等症。

（三）暑

暑是夏天的主气，乃火热之气所化。暑邪有明显的季节性，夏季的温病多称暑病。所以《素问·热论》中有"先夏至日者为病温，后夏至日者为病暑"的区分。暑病轻的为"伤暑"，重的为"中暑"。

1. 暑邪的性质及致病特征

（1）暑为阳邪，其性炎热。由于暑性炎热，所以暑邪伤人，就出现高热、心烦、脉数等火热症状。

（2）暑性升散，耗气伤津。暑为阳邪，具有升散的性质，所以暑邪侵入人体则使腠理开而多汗。暑天多汗，本是人体适应外界高温环境的生理现象，但开泄太过，汗出过多而津液伤，则出现口渴喜饮、唇干舌燥、大便秘结、小便短赤等症状。汗出过多，不仅伤津，而气亦随之消耗，并可出现少气懒言、肢体乏力等症。若津气耗伤太过，甚至可使人卒然昏倒，不省人事。暑性升散，是津气耗伤的前因，而津气耗伤是暑性升散的后果。所以《灵枢·岁露论》说："暑则皮肤缓而腠理开。"《素问·刺法论》又有"气虚身热，得之伤暑"等记载。

2. 常见暑证

（1）伤暑。常见症状是身热、多汗、心烦、口渴喜饮、少气、倦怠乏力、脉虚数等。

（2）中暑。俗称"发痧"。发病较急，其症状有头晕、头痛、胸闷、恶心、呕吐等；严重者，还会出现突然晕倒、不省人事或见面垢、喘喝、冷汗不止、手足厥冷、脉大而虚等症。这些症状的出现多因感暑过重（如较长时间在烈日或高温环境下工作），以致暑邪内袭，气机闭塞，或津气暴脱。

（四）湿

湿有外湿、内湿之分。外湿为病与季节、气候、环境有关。如阴雨连绵，或久居潮湿之处，以及水上作业等，均易感受湿邪。湿属长夏主气，故湿病多发于长夏。外湿侵犯人体，浅则伤人皮肉筋脉，或流注于关节；深则入于脏腑。内湿的形成与脾有密切关系，由于脾阳虚，健运功能失常，致津液不得散布，反聚而成湿。

1. 湿邪的性质及致病特征

（1）湿为阴邪，易伤脾阳。上述脾阳虚，健运功能失常是导致水液停聚的原因，反过来说，由于湿为阴邪，又能抑遏或损伤脾的阳气，一般称为"脾为湿困"。脾为湿邪所困，健运功能受阻，致水湿停聚就发生腹胀、水肿等病症。所以《素问·至真要大论》说："诸湿肿满，皆属于脾。"

（2）湿性重浊。重，即沉重的意思。所以湿邪致病，常有头重如裹、周身四肢沉重困倦等症。浊，即秽浊之意。故湿邪致病，可产生秽浊不清的分泌物或排泄物，如小便混浊似米泔汁，妇女白带，小儿湿疹等，均属湿浊的病变。

（3）湿性黏滞。湿邪为病，往往缠绵难愈，病变过程较长，这与它的黏滞性质有关。如外感温热病挟湿的（如湿温），就比单纯的外感温热病的病程要长。由于湿性黏滞，所以感受之后，疼痛部位固定不移。如痹证中的"湿痹"，湿邪留着于某一关节，疼痛部位就固定在某一关节，故又称为"着痹"。

2. 常见的湿证

（1）外湿。常见的有两种证型，一为湿犯肌表，其症状是恶寒、发热、汗出而热不退、头身酸重、口不渴等；一为湿留关节，其症状是肢节酸痛沉重或麻木，或红肿，甚则难以转侧等。

（2）内湿。常见的证型有，湿滞上焦，可见胸膈满闷，湿遏清阳，可见头重头昏等症；湿阻中焦，可见脘腹胀满、不欲饮食、呕恶、口黏或甜、便溏、四肢沉重等症；湿注下焦，可见足肿、小便淋浊、妇女带下等症。

此外，湿邪为病，一般都有小便不利、舌苔黏腻等特征。

（五）燥

燥有内燥、外燥之分。人体感受外界燥邪而发病，称为外燥。外燥为病，多见于气候干燥的秋季，故又称"秋燥"。燥邪多从口鼻而入，其病常从肺卫开始。外燥证有温凉之分，初秋尚热，故易感温燥；深秋既凉，则易感凉燥。内燥是由于机体津液或精血亏损所表现的证候。

1. 燥邪的性质及致病特征

（1）燥胜则干。无论外燥或内燥都表现有体表肌肤和体内脏腑缺乏津液、干枯不润的症状，如口鼻干燥、舌干少津、皮肤干燥皲裂、毛发不荣等。所以《素问·阴阳应象大论》说："燥胜则干。"后世刘完素又补充提出："诸涩枯涸，干劲皱揭，皆属于燥。"

（2）燥易伤肺。肺为娇脏，外合皮毛，故外感燥邪，最易伤肺，使肺失宣降而出现干咳无痰或少痰，无汗或少汗，以及鼻咽干燥，大便干结等。

2. 常见的燥证

（1）外燥。凉燥是属燥而偏寒的，症见恶寒、发热、头痛鼻塞、无汗、鼻咽干燥、咳嗽少痰（质稀）或无痰等，与外感风寒相似；温燥是属燥而偏热的，症见发热、微恶风寒、头痛、少汗、干咳或痰黏量少，甚则痰中带血，并有鼻咽干燥、口渴心烦等，与外感风热相似。

（2）内燥：受病脏器不仅在肺，而且伤及诸脏，多因吐泻、失血、高热以及汗出过多等，使机体的津液或精血亏损，营养脏腑的物质基础不足，从而出现皮肤干燥皲裂、毛发干枯不荣、肌肉消瘦以及口干便秘症状，一般称为"津枯血燥"。

（六）火（热）

火与热同属一气，"热为火之渐，火为热之极"，二者仅程度上不同，故火、热经常并称。火、热邪气有外感与内生之分。直接侵入人体而为病的属外感；由于情志活动异常，气机不畅，郁而化火，以及脏腑的阴液损耗，从而形成阴虚火旺的皆属于内生。但外感与内生是有内在联系的。如外感温热病，在由表入里的传变过程中，也能引起肝胆火盛，胃热亢盛等症。

1. 火热邪气的性质及致病特征

（1）蒸发炎上。由于火热主蒸发，所以火热为病，可见到发热、恶热、烦躁不安以及局部红肿痛热等症。火性炎上，故火邪为病，有些症状反映在五官部位比较明显，如胃火上炎，牙龈肿痛；肝火上炎，目赤涩痛；心火上炎，舌尖独赤；肾虚火动，出现咽喉疼痛等症。

（2）消灼津液。火、热邪气，最易消耗机体津液，故火热病证，除见到蒸发的热象外，常同时并见口干渴、喜冷饮、大便干结、小便黄短等症。

（3）迫血妄行。火热邪气易灼伤脉络，迫血妄行，使血液溢于脉外而发生各种出血症状。

2. 常见的火热证

火热证有实火与虚火之分。外感的多属实火（实热），内生的有实有虚。

（1）外感方面，其症状为发热恶热、口渴、喜冷饮、小便短赤，甚则神昏谵语、狂躁不安，以及发斑、吐血、衄血等。此外，疮疖红肿热痛的病症，均属外感火热之邪所致。

（2）内生方面，属实火的，主要是由于肝胆或心胃等脏腑的病变，其症状为口苦、目赤、胁痛、性躁易怒、口舌生疮，以及齿龈肿痛等；属虚火的，也称虚热，主要是由于肺肾心肝等脏的病变（阴虚火旺，阴虚内热），其症状为两颧潮红、五心烦热、干咳少痰、口咽干燥、心悸、失眠、眩晕、目干涩等。

六淫致病，虽多与季节气候有关，并各有其不同性质和特征。但由于自然界气候变化非常复杂，所以六淫致病，既可由一种邪气单独侵犯人体，也可由两种或两种以上的邪气同时侵犯人体而发病。而且在疾病发展过程中，由于正邪矛盾的斗争，在一定条件下，病变的性质又是可以互相转化的。因此，研究六淫致病，既要了解和掌握每种邪气的不同性质和致病特征，也要了解和掌握其兼挟问题与转化关系。正如伟大领袖毛主席教导我们的："世界上的事情是复杂的，是由各方面的因素决定的。看问题要从各方面去看，不能只从单方面看。"这对于我们分析六淫致病的复杂性，具有极其重要的指导意义。

现将六淫致病的兼挟问题与转化关系分述于下。

1. 六淫的兼挟

在临床上，以风邪和湿邪的兼挟病证较为常见。

（1）风邪。如前所述，"风为百病之长"，自然界各种反常气候，多依附于风邪侵犯人体而发病。如感冒就有风寒、风热、挟湿等的不同。风与寒合，称为风寒，症见恶寒、发热、无汗、身疼等；风与热合，称为风热，症见发热、恶风、汗出、口渴等；风与湿合，称为风湿，症见发热、恶风、汗出、头重如裹、骨节疼痛等。再如痹证，系由风、寒、湿三种邪气侵犯人体而致病；眼病中的风火眼（结膜炎）是由风、火两种邪气纠结而成等等。

（2）湿邪。湿性重浊黏滞，最易与其他邪气结合为病，以致缠绵难愈。如湿温（包括肠伤寒），系由湿与温合，湿遏热伏，其见症为身热不扬、午后热甚、胸脘痞闷、食欲不振、便溏、尿短黄等，黄疸病（包括急性黄疸型肝炎、急性胆囊炎），系由湿热郁蒸，影响胆汁不行常道所致，其见症为目黄、身热、尿短黄等。再如皮肤病中的浸淫疮，就是湿与热合，腐蚀皮肤，其见症为瘙痒难忍、渗出黄色液体，使皮肤溃疡面逐渐扩大等。此外，暑与湿合，称为暑湿（夏令感暑每多挟湿），其见症为身热有汗、心烦、口渴、头胀、胸闷、全身酸痛等。

2. 六淫的转化

在临床上常见的有以下几个方面。

（1）寒邪化热。寒性凝滞，客于肌表，致卫外的阳气郁而不宣，久则寒邪入里化热，其症状由恶寒微热、口不渴，转为高热、不恶寒、口渴，舌苔由白薄而滑转为黄燥。

（2）湿邪化热。湿性黏滞，客于机体，致阳气不宣，久则郁而化热，其诊察要点，舌苔由白腻转为黄腻，或黄白相杂，口不渴转为口微渴。

（3）湿邪化寒。湿为阴邪，若素体阳虚，复感受湿邪，更伤阳气，易从寒化，其主要症状由手足不温、腹满、便溏、苔腻，进而兼有腹痛肠鸣、下利清谷、形寒肢冷等。

（4）火热化燥。火热邪气最易耗伤津液，使机体失于濡润，而成燥证。其临床表现由高烧引起口渴、鼻咽干燥、舌光少津、大便干结等。

（5）热极生风。肝为风木之脏，火热亢盛，风火相煽，致肝阴受损，筋脉失养。其症状不仅有高烧，而且有痉厥、抽搐等。

（6）液燥生风。燥胜则干，津液干枯太甚，筋脉失养，亦可出现抽搐、痉厥等症。

六淫在疾病过程中的转化，与机体脏腑组织的功能状况是密切相关的。一般说，脏腑阳气盛的，外邪多从阳化热；脏腑阳气衰的，外邪多从阴化寒；体内阴津不足，外邪伤津的，邪多化燥；病邪及肝，筋脉失养的，邪多化风。

二、疫病

"疫"有传染的含义，"疠"有极为毒烈的意思。"疫疠"就是具有强烈的传染性和流行性的致病因素。

祖国医学文献中很早就有疫疠的记载，如"瘟疫""疠气""戾气"等。《素问遗篇·刺法论》说："五疫之至，皆相染易，无问大小，病状相似。"《诸病源候论》说:"人感乖戾之气而生病,则病气转相染易,乃至灭门。"《瘟疫论》中又明确提出疫疠是"自口鼻而入"。以上这些,说明了祖国医学对疫疠的传染性、危害性,以及传染途径等都有一定的认识。

疫疠致病的特点是:发病急骤,病情严重,传染性强。如疫毒痢、白喉、瘟疫等。其见症在临床各科中介绍,这里不作叙述。

疫疠发生与流行的原因有如下几方面:①自然气候的反常变化,如久旱、酷热、温雾瘴气。②环境和饮食卫生不良。③人体正气衰弱以及对疫疠病人没有及时防治。④社会的影响。其中主要是社会制度的影响。

三、精神致病因素

(一)精神致病因素与脏腑的关系

祖国医学认为人的精神活动与内脏有密切关系,也就是说外界各种事物,只有作用于机体的有关脏腑及其所属组织器官,才能产生反应性的活动。《素问·阴阳应象大论》说:"人有五脏化五气,以生喜、怒、悲、忧、恐。"这就指出了人的精神活动与相应的脏腑是有密切关系的。

由于精神与脏腑有密切关系,所以精神因素致病也多伤及相关的脏腑。祖国医学把"内伤七情"作为人体发病原因之一,也就是这个道理。所谓"七情"就是喜、怒、忧、思、悲、恐、惊七种情志。在一般情况下,"七情"是人们对客观外界事物的反应,属正常精神活动范围,不会影响人体发生疾病。如果由于异常的或长期的精神刺激或突然受到剧烈精神创伤,超过人体生理活动所能调节的范围,就会引起机体气血失调,脏腑功能活动紊乱,从而发生疾病。所以《素问·阴阳应象大论》中有"怒伤肝""喜伤心""思伤脾""悲伤肺""恐伤肾"等记载。这里所指的"怒""喜""思""悲""恐",就是上面所说的异常剧烈的精神刺激,属病理性质的,在一定条件下是可以使人生病的。

（二）精神因素致病的病理与病症

精神致病因素，伤及内脏，主要是使内脏的气机紊乱而发病。所谓"气机"，是指脏腑组织功能运动状态。《素问·举痛论》说："怒则气上，喜则气缓，悲则气消，恐则气下……惊则气乱……思则气结。"这就指出了不同的精神致病因素，对人体脏腑气机的影响也不一样。在这里要说明的这些精神致病因素，虽能影响各有关脏腑，但首先主要影响"元神之府"的脑（神明之心），然后分别反映出心、肝、肾、脾、肺等脏腑机能紊乱的征象。现将其病理与病症扼要地分述如下。

"怒则气上"。情志由抑郁而发泄则为暴怒，暴怒时可致肝气上逆，血亦随气而上涌，可出现突然昏倒或呕血等症。此外，精神过度抑郁，可致肝的疏泄功能失常，气机阻滞，常出现郁闷不乐、两胁胀痛、嗳气反酸等症。

"思则气结"。过度忧思可致气机郁结，容易影响脾的健运功能，往往出现食后腹胀、胸脘痞闷、食欲不振、大便失调等症。

"恐则气下"。这是说明恐惧过度致肾气受伤，不能固摄而下陷，可出现小便失禁等症状。

"惊则气乱"。由于偶受大惊猝恐，导致脏腑功能紊乱，形成痰气郁结，从而出现沉默痴呆、语无伦次、静而痴笑的癫证；或痰火内扰，出现喧嚷不宁、躁狂打骂、动而多怒的狂证。

精神因素致病，临床上最常见的是郁怒伤肝，其次是忧思伤脾，惊恐伤肾。至于过悲则肺气耗损，过喜则心气弛缓，在临床上很少见，故不作论述。

此外，精神因素致病，虽伤及所属内脏，但内脏之间的病理变化又是相互影响的。如思虑过度则伤脾，一方面直接影响脾的健运功能，另一方面由于脾的健运功能减弱，后天化源不足，导致津亏血耗，就能间接的影响心肾，从而出现心悸、失眠、健忘、腰酸腿软等症。再如郁怒伤肝，肝失疏泄，可影响脾肾的升降功能，而出现腹胀、食少嗳气、呕吐等症。因此，我们不仅要掌握精神致病因素与有关内脏的特点，而且要掌握内脏之间相互影响的病理变化关系，这对于指导临床有一定的现实意义。

以上所谈的七情异常变化，可引起脏腑的气机紊乱而致病。反之，在脏腑气血本身发生病变而有偏亢偏衰时，有时也可以表现出精神方面的症状，所以《灵枢·本神》篇有"肝气虚则恐，实则怒。心气虚则悲，实则笑不休"的说法。

四、其他致病因素

其他致病因素，是指既不属于六淫致病，又不属于精神致病的另一类致病因素。包括饮食所伤、劳倦、外伤、寄生虫，以及机体内病理变化的产物，如痰饮、瘀血等因素。现分述如下。

（一）饮食所伤

饮食是维持人体生命活动必不可少的物质基础，但饮食失宜，则又常成为导致疾病发生的原因之一。脾主运化水谷精微，胃为水谷之海，故饮食所伤，主要受病脏器是在脾胃。因为伤于饮食，导致脾胃升降功能失常，又多聚湿、生痰、化热，可变生他病。大病之后，余邪未尽，脾胃尚弱，常因伤食而复发。临床上由于饮食失宜而致病的，常见的有以下几种。

1. 饮食不节

饮食以适量为宜，过饥过饱，均可发生疾病。由于饮食物是化生气的源泉，过饥则营养不足，如母乳不足的婴儿往往因营养不足而影响发育；在成人则肌体消瘦衰弱，如旧社会受"三座大山"压迫的贫苦劳动人民，往往因营养不良而体弱多病。新中国成立后人民生活得到不断改善，由饥饿而发生疾病的现象已不存在。但由于其他疾病而继发的脾胃失调，饮食减少导致营养不良的病症，在临床上还是可以经常见到的。反之，饮食过量，超过脾胃的消化吸收功能，导致饮食物阻滞，从而出现脘腹胀痛、嗳腐泛酸、厌食、吐泻等食伤脾胃的病症。正如《素问·痹论》所说："饮食自倍，肠胃乃伤。"这种病症，临床上以小儿为多见，这是因为小儿进食常缺乏规律性，而其脾胃的消化功能又较成人薄软的缘故。由于小儿食滞过久，脾胃消化功能极度减弱，正虚邪实，酿成"疳疾"，出现手足心热、腹部膨满、面黄肌瘦、大便溏等症。

2. 饮食不洁

饮食不洁或食用有毒食物，可引起胃肠疾患或食物中毒，如进食腐败变质食物，常导致吐泻、腹痛，或发生痢疾；若食用有毒食物，除见剧烈腹痛、吐泻等症外，甚至会出现昏迷等严重的中毒现象。

3. 饮食偏嗜

饮食偏嗜可变生多种病症。如偏嗜肥甘厚味，超过了脾胃的运化功能，也可聚湿、生痰、化热和生痈疡等症。过食生冷，易伤脾胃阳气，致寒湿内停，发生腹痛、泄泻等症。偏食辛辣，可使肠胃积热，灼伤津液，致大便干结或酿成痔疮下血等症。其他如嗜酒、嗜烟太过，均对身体有一定影响。

此外，饮食物中某些营养物质缺乏，也可以引起疾病，如佝偻病、地方性甲状腺肿等。

（二）劳倦

劳倦，是指过度劳累疲倦，可引起人体发生疾病而言。在这里要明确提出的是，劳倦致病，不能误认为是劳动致病。正常的劳动，不仅不会致病，而且能够增强体质，减少疾病或防治疾病。这与旧社会劳动人民饥寒交迫，劳动强度过大，以致因劳成疾的情况是根本不同的。劳倦致病，在祖国医学中，有以下几个方面的内容。

1. 过度劳累疲倦

主要伤及脾肺的生理功能，导致脾失健运，肺气不充，其症状为疲倦乏力、食少短气、面黄肌瘦以及自汗或发热等。所以《素问·举痛论》有"劳则气耗"的记载。

2. 过度安逸

完全不参加体力劳动，就会引起机体气血运行不畅，并影响脾胃的消化功能，而出现肢体软弱无力、饮食不振、精神萎靡、意志消沉等症状。

第四章 病因与病理

3. 房室所伤

主要指性生活不节、早婚与产育过多，耗损肾气，出现腰膝酸软、神疲乏力、眩晕耳鸣等症。男子可兼见遗精、早泄，女子可兼见月经不调、经闭、带下等症。

（三）痰饮

痰和饮是脏腑功能失调的两种病理产物，可成为继发性的致病因素。浊稠的叫痰，清稀的叫饮，合称为"痰饮"。现将痰饮的形成，痰饮的范围及证候特点，分别介绍如下。

1. 痰饮的形成

痰饮是由人体的津液凝聚变化而成，主要关系到肺、脾、肾三脏，由于肺、脾、肾三脏功能失常和寒、热、气、火等病因，使水谷精微不能化生津液，或使津液不能正常输布和排泄，聚而生湿，变而为痰为饮。如肺受外邪，肃降失常，肺中津液化为痰饮；脾失健运，津液不能正常输布，可聚而生痰；肾阳不足，气化功能失常，致水气上泛而成饮；情志内伤，气郁化火，或阴虚内热，可以煎熬津液而成痰等。痰饮本身是脏腑功能失调的病理产物，但在形成之后，反过来又进一步影响脏腑组织发生新的病理变化，酿成新的病症，所以它成为继发性致病因素之一。

2. 痰饮病的范围及证候特点

痰饮，尤其是痰的范围相当广泛，它不仅指呼吸道咳吐的有形之痰，也包括某些特殊症状的疾病在内，又称无形之痰。痰和饮根据停聚的部位不同，常有不同见症：如痰在心，可引起心悸、神昏、癫痫；在胃，多见恶心、呕吐；在经络筋骨，可生瘰病、痰核，或阴疽流注；上逆头部，可见眩晕、昏冒等。饮溢于肌肤，则为水肿；停于膈上，则为喘咳；等等。这说明痰饮病的范围非常广泛，所以前人有"百病多由痰作祟"的说法。

常见的痰证如下。

（1）风痰：既有动风的症状，又有痰证的表现，称为风痰。如头目眩晕、突然昏倒、喉中痰鸣、口眼㖞斜、舌强不语，或四肢麻木、偏瘫等症状，即是风痰为病，一般称为中风。还有突然跌倒、昏迷、抽搐、口吐涎沫的痫证，亦属风痰病变。

（2）热痰：多见胸闷、痰质黏稠、色黄、舌苔黄腻等症。

（3）寒痰：多见胸闷、痰质清稀、色白、舌苔白滑腻等症。

（4）痰核瘰疬：痰核指全身各处皮里膜外发生的某些肿块，瘰疬则主要发生在颈部和腋下。两者均有核可寻，硬而不红不痛，推之软滑，一经破溃，难以收口。

（5）梅核气：咽中如有梅核梗塞，咳吐不出，吞咽不下，并见胸膈痞闷等症，是由痰气搏结而成。

常见的饮证如下。

（1）悬饮：水在胸胁，其症为胁肋胀痛，呼吸气促，咳时牵引作痛。

（2）溢饮：水在皮肤，身痛而重，无汗，甚则肢体浮肿。

（3）支饮：水在胸膈，咳逆喘息不得卧，面部浮肿。

（四）瘀血

全身血液运行不畅，或局部血液停滞，以及出血后体内存留离经之血，都称为瘀血。

1. 瘀血的形成

瘀血多由于外伤或因某种原因导致心、肝、脾等脏器的功能受损，使血液不能正常运行，停留在一定的部位而形成。瘀血形成之后，又反过来影响气血的运行，即所谓血瘀气滞，造成机体某一部分的气血不通畅，严重的还会使局部得不到气血的供养而发生坏死。也有由于瘀血阻滞脉络，使新血不能归经，因而导致血液外溢等病症。

2. 瘀血的证候及特点

瘀血的证候，常随其所瘀阻的部位不同而异。如瘀阻心脏，可见胸闷、心前区绞痛、口唇青紫等症状；瘀在肠胃，多见呕血、脘腹刺痛、大便色黑等症状；若瘀在下焦，可见少腹疼痛，或出现包块，常可导致妇女月经不行和崩漏等病变。虽然瘀血的证候繁多，但临床表现有其共同特点。

（1）疼痛：瘀血阻塞经脉，气血不能通利，不通则痛，故疼痛是瘀血的常见症状之一。瘀血致痛的特点是固定不移，且多呈刺痛性质，其痛拒按。如血瘀胃痛、心绞痛等。

（2）发绀：瘀血阻滞脉道，影响血液的运行，使血行滞缓，致某些组织得不到足够的血液营养，而出现唇甲青紫，或舌有瘀点、瘀斑等症状。

（3）肿块：可见于腹部及四肢等处，推之不移，按之痛甚。如外伤血肿，内脏因某种病变引起的肝脾肿大，以及宫外孕破裂形成的肿块，都属瘀血一类。

（4）出血：瘀血阻塞脉道，血流受阻，以致血溢脉外，形成瘀血性的出血。如妇女少腹痛、月经淋漓不尽，以及产后恶露不尽，多属瘀血性的出血。这种血多紫暗，常伴有血块。

（五）外伤和虫兽伤

外伤，包括创伤、跌打损伤、烧伤等。外伤易损伤皮肤、肌肉、筋骨，引起瘀血肿痛、出血、筋伤骨折或脱臼等病症。如果在受伤的同时，外邪从伤口侵入，还会使病情更加复杂或恶化，如破伤风、伤口感染化脓等病症。若外伤损及内脏或大血管，或颅内，可导致大出血、神志昏迷，甚至引起死亡。

虫兽所伤，是指被毒蛇、狂犬等动物咬伤和蜂、蝎、虫等螫伤而言。一般多伤及肌肤，但毒蛇、狂犬咬伤，不仅体表受到直接伤害，而更严重的是引起不同程度的全身中毒症状。如毒蛇咬伤，可引起寒战、发热，甚至复视、神昏等症；狂犬咬伤可引起精神失常的狂犬病。

（六）寄生虫

祖国医学对多种寄生虫病均有一定认识。如称血吸虫病为"水毒""蛊胀"。所谓"水毒"，说明该病来源于疫水；所谓"蛊胀"，又指明该病因虫而致腹胀。对蛔虫、蛲虫、绦虫等肠道寄生虫，认为多由于饮食不洁所致。虫寄生于肠中，阻碍肠胃气机，吸吮人体营养，而出现各种证候。《景岳全书》说："其久为害则为腹痛、食减，渐至羸瘠。"临床上常见的虫证，除有腹痛、食欲异常、面黄肌瘦等症状外，蛔虫还可以引起胃脘疼痛、四肢逆冷等症，祖国医学中称为"蛔厥"，即现代医学的胆道蛔虫症。

第三节　病　理

病理，就是疾病发生、发展与变化的机理。由于人的体质有强弱的不同，外界环境以及各种致病因素的性质也不一样，因此，疾病的机理也是复杂多变的。尽管它复杂多变，但究其根本原因，总不外乎机体内部的矛盾性，即阴阳失调、升降失常、邪正消长等几个主要方面。现分别介绍如下。

一、阴阳失调

阴阳失调，是指人体在发病过程中，由于阴阳的偏盛偏衰所出现的阴不制阳、阳不制阴的或寒或热、或虚或实的病理变化。它是对体内脏腑、经络、气血等生理功能失调的概括。

祖国医学认为，疾病的发生、发展，是由于某种致病因素作用于人体，破坏了机体内部的阴阳相对平衡，从而反映出阴阳偏盛偏衰的各种不同病理现象。阳盛必耗阴，故"阳胜则阴病"而见热证；阴盛必伤阳，故"阴胜则阳病"而见寒证。阳虚则阴盛，表现为虚寒；阴虚则阳亢，表现为虚热。还有阴精亏损，影响阳气的生长，即所谓阴损及阳；阳气虚弱，常影响阴精的化生，即所谓阳损及阴，从而出现阴阳两虚的病证。阴阳的偏盛偏衰，反映在病变中，不仅互相影响，而且在一定条件下，又可以互相转化，阴寒的病证，可转化为阳热的病证；阳热的病证，又可转化为阴寒的病证。有关这些方面的具体内容，已在前面阴阳节中介绍过，这里不重述。

阴阳失调反映在具体病证上，有气血不和、脏腑阴阳失调等各种不同的情况。气属阳、血属阴。气与血的对立统一关系遭到破坏，就是阴阳失调，如气滞可导致血瘀，出现腹胀、胸闷及疼痛拒按、刺痛等症；血瘀也可导致气滞，出现胸胁刺痛及闷胀不舒等症。气虚可以引起血脱，出现少气、懒言、倦怠乏力及便血、尿血、崩漏等症；血脱亦可导致气脱，出现大量出血、突然昏厥、自汗息微等症。气血在病理上的相互影响，就是阴阳失调的具体表现。脏腑的病理变化，也都是用阴阳失调来加以概括的。例如：肝肾阴虚而肝阳上亢，就出现眩晕、面赤、失眠健忘、口燥咽干、腰膝酸软等症；胃阳过亢而脾阴不足，就出现口渴、大便秘结等症；肾水（阴）不滋而心火（阳）上炎，就出现心烦、失眠、遗精等症；肾气不足而膀胱气化失常，就出现小便不利等症，这都是脏腑阴阳失调的表现。

综上所述，气血、脏腑的病理变化都包含阴阳失调，而影响阴阳失调的因素是多方面的。根据临床观察，气血阴阳失调，多见于脾病，因脾为后天之本，是气血生化之源；水火的阴阳失调，多见于肾病，因肾为先天之本，是阴阳之根。因此，对部分内伤杂病的诊断和治疗，如能从脾、肾中寻求阴阳失调的原因，从而采取相应的治疗方法以调整其阴阳，可以说基本上抓住了主要矛盾。

二、升降失常

升降出入是人体气化功能活动的基本形式。升者升其清阳，降者降其浊阴。出者吐故，入者纳新。《素问·阴阳应象大论》中说"清阳出上窍，浊阴出下窍；清阳发腠理，浊阴走五脏；清阳实四肢，浊阴归六腑"，这说明升降出入是机体新陈代谢、维持生命活动的必然过程。

脾主升，胃主降，脾胃为后天之本，居于中焦，是升降运动的枢纽，升则上输心肺，降则下归肝肾。而肝的升发，肺的肃降，心火下降，肾水上升，肺主呼气，肾主纳气等，无不配合脾胃以完成升降运动。没有脾胃的升降运动，则清阳之气不能敷布，后天之精不能归藏，饮食、清气无法进入，废浊之物不能排出。只有脾胃健运，才能维持人体正常升降运动。由于上下升降是机体气化功能活动的基本形式，亦即脏腑经络、营卫气血进行矛盾运动的基本过程，所以升降出入失常，可以导致脏腑经络、表里内外、四肢九窍等组织器官发生各种病理变化。例如，脾的清气不升，胃的浊气不降，清浊混淆于中则腹胀，浊气上逆则为呕吐，清气下陷则为泄泻。再如，肺失肃降则肺气上逆，发为喘咳。肾气衰虚，摄纳无权，则呼多吸少，动则喘气；心火不降，肾水不升，则心肾不交，引起心烦失眠、腰酸遗精；肝的升发太过，会引起头痛、眩晕，甚至猝然昏倒；脾气下陷，升举无力，还会出现脱肛、子宫下垂等症。

三、邪正消长

邪正消长，是邪正斗争的反映，也就是说致病因素作用于人体后，邪正双方矛盾的斗争，是此盛彼衰，此消彼长的。所谓邪正斗争，就是指机体脏腑组织器官的功能活动所产生的抗病能力与致病因素的斗争。这种斗争贯穿于疾病发生、发展和转归的全过程，而其盛衰消长情况又可从病变的各个方面反映出来。这里着重介绍以下三点。

其一，从病变的部位来讲，邪在皮毛、肌腠、经络的属表，在脏腑的属里。若邪在表而不盛，正气尚足，就能驱邪外出，病发于表而愈于表，不致波及脏腑；反之，若邪气盛而正气虚，正气无力驱邪外出，则邪气势必深入脏腑之里，这样的情况，在外感热病中，是屡见不鲜的。

其二，从病变的性质来讲，凡属邪盛而正不虚，机体抗邪积极有力的则多表现为实证；反之，邪盛而正衰，机体抗邪无力的，则多表现为虚证或正虚邪实的错杂证候。《素问·通评虚实论》说"邪气盛则实，精气夺则虚"，指出了病证的虚实，取决于正邪双方力量的对比。

其三，从疾病的转归来讲，正盛邪衰则病退，正衰邪盛则病进。也就是说，在邪正斗争过程中，或正气虚，或邪气盛，都会促使病情发展，趋向恶化；而正气得到恢复、充实，邪气退却，则疾病往往向好的方面转化，以至痊愈。所以疾病的预后，也取决于正邪双方的斗争与消长。邪衰而正复者，预后多良；邪盛而正衰者，预后多危。

小　结

中医病因学不仅研究各种致病因素，而且包含有发病学和病理学的内容。

在发病学方面，祖国医学很重视人体的正气，认为正气是内因，邪气是外因，疾病的发生，虽然包含有邪气（外因）的侵袭，但起主导作用的是人体正气（内因）的衰虚。这与唯外因论的形而上学观点，有着根本的区别。

在致病因素方面，有六淫、疫疠、精神致病因素以及其他致病因素等。

六淫致病，有外感与内生之分。外感的六淫从今天的临床实践来看，是自然界各种反常气候变化及随之而繁殖的生物致病因素直接侵犯人体而发病，系原始致病因素。内生的六淫是脏腑功能失调产生的病变概括，系继发性的致病因素。六淫，各具有不同性质和致病特征，两者是密切相关的。六淫致病，不仅是一种邪气，有时是两种或两种以上邪气兼夹影响于人体而发病。在疾病的发展过程中，六淫又可以互相转化。

疫疠是指具有强烈的传染性和流行性的致病因素。它的致病特点是发病急骤，病情严重，传染性较强等。

精神致病因素，祖国医学中称为"内伤七情"。在一般情况下，"七情"是人们对外界客观事物的反应，属正常生理活动范围，不会引起人体发病。如果受到异常剧烈的或长期的精神刺激，超过了人体生理活动所能调节的范围，就会引起人体发生疾病。七情致病，多伤及有关脏腑，常见的是郁怒伤肝，忧思伤脾，惊恐伤肾等。同时也应看到脏腑气血本身发生病变也可产生精神症状。

其他致病因素，饮食不节、过度劳倦、外伤、寄生虫以及某些病理产物如痰饮、瘀血等，也各有不同的致病规律和特征。

在病理学方面，虽然疾病是多种多样的，但无论外感热病还是内伤杂病，其病理变化概括起来总不外乎阴阳失调、升降失常、邪正消长三个方面的基本内容。这三个基本内容，是互相联系、互相影响，不可截然分开的，只是由于疾病在发展过程中，其病理变化的不同而有所侧重罢了。至于脏腑、经络、精气血津液、卫气营血和三焦等具体病理变化的内容，将分别在有关章节内介绍，本章从略。

思 考 题

1. 疾病是怎样发生的？为什么说人体的内在因素是疾病发生和变化的根据？

2. 试举例说明六淫的性质和致病特征，以及精神因素致病的机理。

3. 试分别说明痰饮和瘀血的形成及其致病的特征。

4. 人体病理变化的基本内容有哪些？怎样认识和理解？

第五章 诊 法

毛主席教导说："指挥员的正确的部署来源于正确的决心，正确的决心来源于正确的判断，正确的判断来源于周到的和必要的侦察，和对于各种侦察材料的联贯起来的思索。"要正确地判断和治疗疾病，就必须对疾病的有关情况作系统周密的调查。诊法，就是祖国医学调查和收集病情资料的方法。

中医的诊法，包括望、闻、问、切四种，习惯上称为"四诊"。望诊，是观察病人全身和局部的形态、神色等变化；闻诊，是听病人的声音和嗅气味；问诊，是询问疾病发生和发展经过、现在症状以及其他与疾病有关的情况；切诊，主要是切脉以及触按病人的肌肤、脘腹、四肢以诊察疾病。

四诊在临床的运用，是以整体观念作为指导，并为辨证论治服务的。人体是一个有机的整体，局部病变可以影响全身，全身病变也可以反映在某些局部。所以，从诊察疾病表现在各个方面的症状、体征，就可以帮助了解疾病的原因、性质及其内在联系，从而为临床辨证提供依据。

毛主席教导说："只有感觉的材料十分丰富（不是零碎不全）和合于实际（不是错觉），才能根据这样的材料造出正确的概念和理论来。"四诊调查收集的病情资料，是辨证施治的依据。因此调查收集的病情资料的真实、全面的程度，往往影响辨证的准确性。要收集十分丰富和合于实际的病情资料，必须注意从四诊的四个方面对病人进行全面地、认真细致地诊查。那种片面强调某一诊的作用、夸大某一方面的临床意义的说法和做法，是不符合诊法原则的，是不利于正确辨证的。

第一节　问　诊

问诊，是医生通过询问病人及其家属、亲友，进行病情调查的方法。有关疾病的很多情况，如病人的自觉症状、起病时间、发病原因、病情经过以及既往史、家族史等，只有通过问诊才能了解。所以，问诊是了解病情的重要方法之一，为历代医家所重视。明代张景岳称问诊是"诊病之要领，临症之首务"，后世又有"未诊先问，最为有准"的说法。但问诊主要是了解病人主观感觉的反映，而主观感觉在有些情况下并不完全可靠，所以前人也有"诊病虽须详问，又当色脉合参，不可徇病患之言，为其所惑"的看法。因此，必须结合望、闻、切诊检查病人客观体征。

在进行问诊时，病人能否及时、全面、准确地反映出有关的病情资料，往往与医生询问的方法有密切关系。问诊的方法，首先要抓住病人自诉的主要症状（或体征），根据中医的基本理论，从整体出发，按辨证要求，围绕着主要症状（或体征）有目的地一步一步地深入询问，以收集病情资料。问诊既要抓住重点，又要了解一般情况。没有重点，也就抓不住主要矛盾，则会主次不分，针对性不强，如果不作一般了解，又可能遗漏病情。

问诊时，医生要认真负责，态度和蔼，耐心听取病人的叙述。要使用通俗易懂的语言，不要用病人不易理解的名词术语。在病人叙述病情的同时，要不断地进行思索，并善于进行必要的提示和启发，但绝不能按主观意愿套问、暗示病人。对于危重患者，询问应简明扼要，并迅速进行必要的诊察，及时作出正确处理。

对于问诊，历代医家积累了丰富的经验，例如"十问"，即"一问寒热二问汗，三问头身四问便，五问饮食六胸腹，七聋八渴俱当辨，九问旧病十问因，再兼服药参机变，妇女必须问经带，小儿当问麻疹斑"，就是前人对问诊内容的简要概括。后来，广大医务人员在临床实践中又不断有所补充和发展。这里仅按问诊的范围和问诊的要点分别介绍如下。

一、问诊的范围

（一）一般情况

包括询问和记录病人的姓名、性别、年龄、婚否、职业、住址、籍贯等。这些一般情况往往与许多疾病有着内在的联系，因而在诊断上也有一定的参考价值。如麻疹、水痘、百日咳多见于小儿，中风多发于老年人，已婚妇女出现停经、呕恶等症可能是妊娠反应，长江以南十三省市的江湖地区有血吸虫病，某些疾病如矽肺、痔疮等，多与职业有关。

（二）主诉

主诉是指病人所感觉的最痛苦而迫切需要解决的症状（或最明显的体征）及发病时间。抓住病人的主诉，不仅是进一步有目的地询问病情的重要线索，而且可能具有重要的诊断价值。如病人自诉胃脘疼痛，不但可能直接明确诊断，也可启示我们从疼痛的性质、时间、兼症及饮食关系等方面进行系统、深入的询问。

（三）现病史

现病史是问诊中的重点。现病史包括现病经过和现在症状两个方面的内容。现病经过，指从发病到就诊时疾病发生、发展和变化的整个过程，要求问清起病的时间、原因和症状、病情发展、变化的具体过程，以及治疗用药的情况、效果、反应，等等。

现在症状是指病人就诊时存在的症状。对于当时症状的询问，不仅要求全面周到，避免遗漏，而且应该清晰、准确，从而为辨证提供较可靠的依据。

（四）既往史

既往史包括病人既往的健康状况和患其他疾病的有关情况。问清既往史，往往有助于对当前病症的分析和作为临床用药的参考。如肝阳素亢之人，可能发生中风；原有胃痛、疟疾、痫证等病，容易反复发作，素有失血病证，应慎用汗法等。

（五）家族史

家族史是指病人家族成员中有关病史的情况。因为某些疾病具有传染性和遗传性，所以询问病人家族的有关病史，能有助于诊断，如肺结核、梅毒等病。

（六）个人史

个人生活史应询问其平素的生活环境，有无特殊的嗜好，或是否到过某种传染病流行区。如居处潮湿，易患痹证；嗜食肥甘厚味，易患痰湿病证。

二、问诊的要点

所谓问诊的要点，主要是根据病症的客观规律和辨证的需要，所必须询问收集的临床主要症状（包括某些体征）的基本内容及特点。为了加深对证候的认识，本章还运用祖国医学理论解释了有关症状、体征产生的机理，介绍了有关常见症状的鉴别。兹分述如下。

（一）问寒热

寒热，即恶寒、发热，是疾病中极为常见的症状。恶寒是病人的自觉症状，凡病人主观感觉怕冷，甚至加衣被或近火取暖仍觉寒冷的，称为恶寒。发热，除了一般用体温计测量的体温增高外，有些也只是指病人自觉全身或某一局部发热的感觉，如五心发热等。

恶寒与发热的产生，主要决定于外感病邪的性质和人体脏腑阴阳的盛衰两个方面。一般来说，在邪气侵犯人体的时候，寒邪多致恶寒，热邪多致恶热；在人体脏腑阴阳失调为病时，阴虚阳盛多发热，阳虚阴盛多恶寒。总之，寒为阴象，热为阳征，通过询问病人恶寒发热的症状，就可以为我们区别病变的性质和邪正盛衰的关系等提供辨证的依据。

1. 问寒热的内容

问寒热，首先要问病人有没有恶寒发热的症状。如果有寒热，就必须问清恶寒与发热是同时出现，还是单独存在，问清寒热的轻重，出现寒热的时间，寒热本身的特点，以及寒热的兼症等方面，从而为深入分析寒热的证型收集必要的临床资料。例如，恶寒伴有发热，来势急促，一般多为外感表证，其中以恶寒重的为风寒；以发热重的为风热；先恶寒，继而发热，反复发作，称为寒热往来，多见于半表半里证。若恶寒单独出现，多为阳虚不能温煦肌表。在单纯发热的情况下，壮热不已的，多为里热外蒸；每天下午或晚上定时发热的，称为潮热，为阴虚或湿热证。还有长期低热不退的，多为气虚发热或阴虚发热等。

2. 常见寒热症状鉴别

（1）恶寒发热

疾病初起即恶寒发热，为外感表证的常见症状，是外邪客于肌表，卫阳与邪气交争的表现。由于外邪有风寒、风热的不同，而在症状表现上又有恶寒重发热轻及发热重恶寒轻的不同。

恶寒重发热轻，是外感风寒的特征。因为寒邪束表伤阳，所以表现为以寒性反应为主的恶寒重；其所以发热，则是寒性凝敛致腠理闭塞，使卫阳郁遏不宣的表现，因而多兼有无汗、头身痛、脉浮紧等症。

发热重恶寒轻，是外感风热的特征。因为热邪犯表，必然以热性反应为主，所以发热重；又因风性开泄，热性发泄，致腠理疏松而不固，所以有微恶寒的征象，因而也多兼有口渴、有汗、脉浮数等症。

表证寒热的轻重不仅与病邪性质有关，而且与正气的盛衰有着密切关系，如以伤寒为例，邪轻正衰的，恶寒发热较轻；邪正俱盛的，恶寒发热较重；邪盛正衰的，恶寒重而发热轻等。

（2）恶寒往来

病人自觉一阵冷一阵热，反复发作不定的征象，称为寒热往来，是邪在半表半里的特征。邪在半表半里，是病邪既不能完全恃强入里，正气又不能完全抗邪出表，所以当正衰邪进则寒，正盛邪却则热，正邪分争，则往来寒热。病人多兼有口苦、咽干、胸胁满闷不适等症。

若先寒战后壮热，发有定时，一日一次或二三日一次，则为疟疾的征象。清代喻嘉言称"疟邪每伏藏于半表半里，入而与阴争则寒，出而与阳争则热"。多兼有头痛欲裂、汗出热退如常人等征象。

（3）但热不寒

①壮热：病人高热不退，不恶寒而反恶热，称为壮热，多是风寒入里化热，或风热内传的里实热证。因正盛邪实，两阳相合，里热炽盛，蒸达于外，所以热势嚣张，不恶寒而反恶热。多兼有大汗、大渴、脉洪大等症。

②潮热：发热如潮水之来，一日一发，按时而至或按时而热更甚的，称为"潮热"。是阴虚或湿温的主要征象之一。

阴虚潮热，表现为平时不一定发热，而在下午或入夜发热，且以五心烦热为特征，甚则感觉骨蒸。因下午和夜晚属阴，手足心为阴经所过，而病在阴分，所以其热在属阴的时间和部位上反映出来。可兼有颧赤、盗汗、口干咽燥、舌红少津、脉细软等症。

湿温潮热，以身热不扬、午后热甚为特征。其病多在脾胃，因湿遏热伏，热难透达，所以身热不扬，且缠绵难愈。其所以午后热甚，是因为阳明功能旺于日晡（约在下午三至五时），此时热邪得阳气之助能冲破湿邪的阻遏而透达于外，多兼有胸闷不饥、便溏、苔腻、脉濡等症。

此外，还有燥屎内结肠道的实热证，也可表现为午后热甚，称为"日晡潮热"，亦与阳明功能旺时有关，可兼有腹满、便秘等症。

（4）长期低热

长期低热是指发热时间较长，而热度较低（一般不超过三十八摄氏度），或仅病人自觉低热而体温正常的征象。

长期低热的病机是复杂的，例如上述阴虚发热和湿温发热都可能表现为时间较长而热度不高。这里主要介绍由于气虚引起的长期低热，称为气虚发热。

气虚发热，病在脾胃，除表现为发热时间较长和热度不高以外，当有面色㿠白、食少、气弱、懒言、舌淡、脉虚弱等症。气虚其所以发热，是因为脾气虚弱下陷，清阳不升，输布无力，导致阳气运行不畅，郁而为热。治以甘温，气复阳升，热象自退。

（5）但寒不热

在疾病过程中，病人自觉但恶寒而不发热，多属里虚寒证，是为脏腑阳气虚弱，不能达表温煦肌腠所致。患者多兼有面白、肢冷、不渴、脉沉弱等症。

（二）问汗

在生理情况下，人体阳气蒸化津液出于体表而为汗，有润泽皮毛，滋养肌肤，调节体温的作用。汗由津液所化生，并由卫气"司开合"的功能进行管理和调节。

所谓问汗，就是询问收集有关疾病在"汗"的方面的病理变化资料，为我们了解机体脏腑阳气和津液的状况，以及病邪的性质等提供分析的依据。

1. 问汗的内容

问汗的内容是指从哪些方面收集"汗"的病变资料。一般地说，首先要问有汗还是无汗，如果有汗，就应进一步问清出汗的时间、部位、多少和特点，及其有关兼症。

（1）有汗与无汗

有汗是指病理性的汗出，包括本应无汗而反汗出，或出汗超过了正常范围的病变。

在疾病过程中，凡能导致卫阳失常，腠理疏松，津液外泄的病变，都可出现病理性的出汗。在正虚的方面，多由脏腑阳气虚弱导致卫阳不固，或脏腑阴虚，引起卫阳无所依附而汗出；在邪盛的方面，多属感受风邪和热邪（包括暑邪），因风性开泄，热性发泄，均能导致腠理疏松，津液外泄而汗出。

无汗是指病理性的不出汗，一般属津亏血少，化源不足，或外寒引起腠理致密，津液不得外泄的病症。如吐泻伤津、风寒表证等。

（2）出汗的时间、部位、多少和特点

祖国医学在长期医疗实践中，不仅认识到有汗、无汗对分析邪正病理的一般意义，而且观察和总结了病理性出汗由于时间、部位、多少和特点的不同所反映的一些特殊规律及其临床意义。例如：在时间上有醒时经常汗出的，多为阳气虚；入睡后出汗、醒时汗止，多为阴虚；在部位上有但头汗出多为热蒸于上的病变，手足心汗多为阴虚；半身汗出多为气血营卫不调；又以汗的多少分辨津液是否亏虚，阳气虚损的程度，热邪所在的脏腑；以汗出的特点表现蒸蒸汗出的为热盛，大汗淋漓的为阳脱等。因此，问清并注意观察有关病症汗出的时间、部位、多少及其特点，便成为进一步辨别汗证必不可少的临床资料。

2. 常见汗证的鉴别

（1）表证辨汗。表证为外邪袭表所反映的病症。了解表证有汗与无汗，往往可以分辨所感外邪的性质和正气的盛衰。

表证而无汗，多属外感寒邪，所谓伤寒表实证。因寒主凝敛，能致腠理致密，汗孔闭塞。

表证而有汗，有的是外感风邪的中风表证，有的是外感风热的所谓表热证，还有阳气虚弱、复感外邪的所谓表虚证。因风性开泄，热性发泄，都会导致腠理疏松、汗孔开泄而汗出；阳气虚弱，则卫表失固，所以也多汗出。临床上当根据其不同的兼证而加以鉴别。

（2）盗汗。入睡汗出，醒则汗收，称为盗汗，多属阴虚的征象。在生理状况下，入睡时卫气入里而行于阴分，与营阴相附。若病阴虚，则卫阳无所依附而浮散于外，营阴随之外泄而汗出，故现盗汗的特征。患者多兼有潮热、颧赤、口干咽燥、舌红脉细数等症。

（3）自汗。醒时经常汗出，活动后更甚的，叫作自汗，多属气虚、阳虚的征象。在正常情况下，脏腑阳气敷布温煦周身体表。若病阳气不足，则致卫外阳气虚弱、腠理不固而津液外泄为自汗。患者多兼畏冷，神疲乏力等症。

（4）大汗。周身汗出量多，谓之大汗，为津液大量外泄的征象。由于汗出的征象和兼症的不同，当有寒热虚实的鉴别。

若汗出蒸蒸，兼有高热、烦渴、脉大等症，多属里实热证，是里热向外蒸达，迫使津液外泄所致。

若大汗淋漓，兼有神疲气微、脉微肢冷，多属阳虚气脱的重症，又称为绝汗。是真阳外脱，卫阳衰竭所致。

（5）手足心汗出。但手足心汗出，为阴虚可能出现的一种症状。因手足心为阴经所过而属阴，由于病在阴分，所以在阴的部位表现汗出。患者可兼有口干咽燥、便结尿黄、舌红少津、脉细数等征象。

（6）半身汗出。半身汗出是指病人只有半侧身体出汗。出汗之侧，或为正常，或为病侧。这就是说，在应该出汗的情况下（如夏天），患者身体一侧终无汗出，那么出汗的一侧就是正常的，其病侧之所以无汗，多由风痰或风湿之邪阻滞经脉，使气血津液不能正常布达所致。即《素问·生气通天论》所谓"汗出偏沮，使人偏枯"。在不应该出汗的情况下，若患者半侧终日汗出，那么无汗的一侧就是正常的，之所以病侧汗出，多因气血不和，卫阳不固所致。

（7）头汗出。仅仅头部出汗的征象，往往反映于某些上焦热蒸和中焦湿热郁蒸的病症，这是由于热邪熏蒸津液，上出头面所致。前者可兼烦渴、苔黄、脉浮数等症；后者则见身重倦怠、小便不利、苔黄腻等症。

（8）战汗。所谓战汗是指病人突然发生战栗，继之全身汗出的证候。战汗多发生在热病过程中，由于病程较长，正气虚弱，邪气留恋，一旦正气得以恢复（如治疗后），奋起与邪骤争，欲驱邪外出，所以表现为战栗汗出。

战汗，如果汗出热退身凉，脉虚软和缓，呼吸平匀，为邪去正安，是顺象；若肤冷而续汗出，呼吸气粗，脉来急疾，躁扰不卧，是为气脱之症，属逆象。当立即进行抢救。

（三）问痛

疼痛，是临床最常见的自觉症状之一。疼痛的产生，前人有"不通则痛"的说法，因此，凡由某种原因引起气滞血瘀、经络闭阻、营卫凝涩等"不通"的病理变化，或精气血亏损而致脏腑及所属经脉衰虚，气血运行不畅，都可以出现疼痛的症状。

所谓问痛，就是要收集与痛证有关的病情资料，为我们进一步寻找致病的原因，分析痛证的病机和进行治疗，提供必要的依据。

1. 问痛的内容

询问疼痛，除应全面了解病史及其兼证外，必须问清其疼痛的部位、性质及时间等方面的内容。

（1）疼痛的性质及部位：疼痛部位总与一定的脏腑经络相联系，分辨疼痛所在部位，对于了解病变所在的脏腑经络有一定的意义，引起疼痛的病因、病机不同，病人所感觉的疼痛反应往往也不一致，从而表现出各种不同特点的疼痛。因此，分辨疼痛的特点，对于分析痛证的病因病理是有一定意义的。

①性质

胀痛：痛而且胀，痛不定处一般是气滞疼痛的特点，但头部胀痛多属火热上扰的反映。

重痛：痛而兼沉重、重着，是湿邪困遏气血为病的特征，因湿性重浊的缘故。

刺痛：痛如针刺，是瘀血疼痛的特点之一。因经脉细小，血瘀脉络不通，故见刺痛。

绞痛：痛如绞割，多是有形实邪突然阻闭气机的表现。

掣痛：短时有间隙的牵引跳痛，称为掣痛，或痛无定处，忽此忽彼，是为肝风致痛的特征，所谓"风胜则动"，多与肝病有关。

灼痛：痛如火热灼肤，有热辣感者，称为灼痛，多由火邪窜络所致。

冷痛：自觉痛而局部有凉感，称为冷痛，是由寒凝伤阳所致。

空痛：痛而有空虚感觉的，称为空痛，多为精血亏损，经脉不充，运行不畅所致。

隐痛：隐隐而绵绵作痛，疼痛程度较轻，持续时间较长，一般为虚寒致痛的特征。

②部位

头痛：头为诸阳之会，脑为髓之海。脏腑的精气血亏损不能上荣，导致髓海空虚，可以引起头痛；邪扰清阳亦会引起头痛。此外，头痛往往伴有头晕，多由肝阳上亢、痰浊上扰、气血亏虚等原因所引起。

胸痛：胸为心肺所居，胸痛多反映心肺的病变。胸部气机不畅，可发生胸痛。其中由心病致痛的，部位又多在心前区和胸骨后。

胁痛：胁为肝胆经脉分布的部位，肝胆经脉受阻，可以导致胁痛。

脘痛：脘分上脘、中脘、下脘，统属于胃。脘痛亦称胃痛，其疼痛多在上腹。

腹痛：腹部分大腹、小腹和少腹。脐以上为大腹，属脾；脐以下为小腹，属肾、膀胱、大小肠及胞宫；小腹两侧称少腹，为肝经所过。因此，各部位疼痛多反映上述有关脏腑经络的病变。

腰痛：腰为肾之府。腰痛除局部筋脉阻滞外，多由肾虚不能充府而引起。

四肢痛：四肢疼痛，或在关节，或在肌肉，或在经络，多由外邪侵袭所致。

（2）疼痛的病史和兼症：除上述内容外，病史和兼症对于判断疼痛的病机，也是非常重要的。从某种意义上说，也只有从各方面收集疼痛的有关病情资料，才能使我们的认识更接近病情实际。例如病人新病头痛不减，兼有恶寒发热、身痛、无汗、脉浮紧等症，便知是由外感风寒，邪扰清阳所致头痛。又头痛反复发作数年，凤日嗜酒性躁，发则胀痛而晕，兼目赤耳鸣、暴躁易怒、脉弦，则属肝火上炎，火扰清阳所致。

2. 有关痛证的鉴别

（1）寒痛：由寒致痛，较为广泛，因寒性凝敛收引，多致筋脉气血拘急凝滞而痛。寒痛的特点，除本身多表现为牵引、挛急疼痛或冷痛以外，应兼有遇寒痛甚，得热痛减，形寒肢冷，苔白滑脉沉紧等寒象。

（2）热痛：因热致痛，必由热邪壅结，造成气机或经络不通所致。一般多表现为胀痛，而在胁肋、胃脘又可以是灼痛的感觉。同时常兼有口干苦、苔黄、尿黄、脉数等热象。

（3）气滞痛：是指由气滞引起的疼痛，以胀痛为特点，多反映于两胁、脘腹、四肢，可兼有胸闷、嗳气、腹满等气滞的征象。如肝气郁结常引起乳房、胁肋、少腹胀痛等。

（4）瘀血痛：是指由血瘀引起的疼痛，以刺痛为特点，但应兼有疼痛固定不移，舌上有瘀点，或黑便，或脉涩等瘀血的征象。

（5）食积：是指食滞胃肠引起的疼痛。常见脘腹部胀痛，多有伤食病史以及嗳腐吞酸，恶闻食臭等食滞征象。

（6）虫积痛：是指蛔虫、钩虫等寄生虫病引起的腹痛，以蛔虫病多见。常为绕脐痛，或右胁胁下绞痛，以虫动病作，虫静病止，故多为时作时止的阵痛。可兼有吐蛔，或大便虫以及面部白斑、异食等虫积征象。

（7）实痛：凡邪气实引起的痛都属实证疼痛，多见形体壮实，暴起疼痛，痛而拒按，或得食痛剧，脉实有力等特征。

（8）虚痛：由正虚不荣引起疼痛，称为虚证疼痛。多有久病体虚，隐隐作痛，痛而喜按，或得食痛减，脉虚弱等特征。

（四）问胀

胀，一般是指病人有胀的感觉，是自觉症状之一，但在某些部位（如脘腹、四肢）也可表现有局部外形绷胀的征象。

胀是气滞所反映的特征。在生理情况下，人体气机畅行无阻，升降调顺，气血通畅。若由某种原因导致气滞不行，就会产生胀的症状。

1. 问胀的内容

首先要问胀的部位，因为不同部位的胀都与一定脏腑的病变相联系，例如头目作胀，多属肝火上炎的反映；乳房、胁肋、少腹和四肢作胀，多属肝气郁结，肝脉气滞所致；脘部胀满，则多是胃纳不行，而腹部胀满，则属脾失健运或大小肠病变。

其次是问有关兼症，以便为全面地分析胀症收集资料，如肝气郁结的胀症，除部位特点外，多与情志变化有关，常兼有抑郁易怒、胸闷、善太息、脉弦等症。

2. 胀症的有关鉴别

（1）腹胀的虚实鉴别：凡自觉腹部胀满，终日不减，或渐胀甚，望之外形膨大，按之有绷紧感的多属实证，如饮食积滞为胀、腹水停积为胀等；若自觉腹胀满，时胀时消，望之外形不大，按之腹部柔软，则多属虚证，如脾虚不运的腹胀等。当然，也应结合其他征象作出判断。

（2）胀与肿的鉴别：一般而言，肿为水泛，胀由气滞，即所谓水肿、气胀。肿必全身或局部外形肿大，胀则可以仅是自身感觉。若有外形肿大时，水肿必按之凹陷不起，气胀则按之不凹，随手而起，而且水肿多见于全身，气胀多反映在局部。

（五）问睡眠

睡眠是人体生理功能活动的反映。所谓问睡眠，是询问在睡眠方面可能出现的病理变化，包括睡眠的时间长短、睡眠的情况和伴有的症状等。

1. 失眠

又称"不寐"，是以经常睡眠时间过短、睡不安神为特征的证候，然其症情表现，则有就寝难以入睡的；有睡而多梦的；有睡中易醒，醒后不能再睡的；有时时惊醒，睡不安稳的；严重的可整夜辗转不寐，等等。

"神"安则寐，不寐是"神"不安的表现。其所以引起神不安者，一是阴血不足，"神"失所养而不安，如心肝肾精血亏损的病变；一是痰火食滞等邪气内扰，影响神不安宁，如胆郁痰扰的失眠，消化不良的"胃不和则卧不安"等。

2. 嗜睡

睡意很浓，经常不自主地入睡，称为嗜睡。其可以是主症，也可以是其他疾病中的兼症。

临床上，除热入心包，心神不主而表现高热昏睡外，嗜睡以痰湿证为多，因痰湿阻遏，清阳不升，故昏沉嗜睡。又有阳虚神疲欲寐，多表现为闭眼即睡，呼之即醒。

（六）问饮食口味

问饮食口味包括食欲、食量、食后反应、口渴和口味方面。

1. 食欲、食量

应问清想不想吃东西，吃的量多少以及对饮食的喜恶等情况，这些变化不仅反映脾胃功能的盛衰和一定的病理，而且对于疾病的预后有重要的参考价值。临床上常见以下几种异常变化。

（1）不欲饮食：又称食欲减退，或称纳呆。是指病人不想进食，而且吃的量也减少。这是脾不健运的病理反应。若食少而久病形瘦、便溏、倦怠、舌质淡嫩、苔薄白是脾虚不运；若食少而胸闷、腹胀、苔厚腻，则是脾不运湿的表现。

（2）厌食：又称恶食。即所谓见食则恶或恶闻食臭。多为饮食所伤，肠胃积滞的反映，常伴有脘腹胀满、嗳腐吞酸、苔厚浊等症状。

（3）消谷善饥，是指病人吃的多，饿得快，反而形体消瘦的证候。多是胃火炽盛，腐熟太过，反致气血耗损的病理表现，即《灵枢·师传》所说："胃中热则消谷，令人悬心善饥。"

（4）饥不欲食：指病人有饥饿的感觉而吃不下东西。这是胃阴受伤而虚热内扰的常见症状，是因热扰而饥，虚而不纳故食少。

（5）嗜食异物：小儿喜吃生米、泥土等异物，多是虫积的征象，可兼有形瘦、腹胀、腹痛、便虫、吐蛔等症状。

此外，若病中能食，是胃气未伤，预后较好；病中食量渐增，为胃气渐复，病虽重也有转机。

2. 食后反应

是指在疾病情况下，病人吃东西以后可能出现的某些症状的变化。如食后腹胀满或胀满更甚，都是脾不健运的征象。又如病人食则欲便，泻下稀溏，多属脾气下陷，运化失常所致。

3. 口渴

口渴是临床重要的自觉症状之一。问口渴，首先要问渴还是不渴，如果渴，就要进一步问清想不想喝水、喝水的多少以及喜欢喝热水还是凉水等。

渴与不渴，总的是反映人体津液的状况。在生理情况下，津液上承于口，口腔濡润而无特殊感觉。在疾病的情况下，如果口不渴，一般反映津液未伤，多是寒证，或是没有明显的热邪；如果出现口渴，则一定是津液不能上承或津液不足的病理反应，多是热证，或津伤，或津液不化的病症。应根据口渴本身的特点和有关兼症进行认真的分析和鉴别。

一般来说，口渴多饮，是热证。大渴喜冷饮，为热盛津伤；渴欲热饮不多，多为痰饮，因痰饮内阻，津液不升而渴，得温则痰饮易化，多饮则助湿，故喜热饮不多；渴不欲饮，是由于热入营血，不在胃腑，故但欲漱水不欲咽；大量饮水，饮不解渴，小便反多，则多为消渴症。

4. 口味

指口中的异常味觉和气味。口苦属热证，多见于胆热气溢；口甜而黏腻，多属脾胃湿热；口中泛酸，多为肝胃蕴热；口中酸馊，多为伤食积滞；口淡乏味，则为脾虚不运。

（七）问二便

二便是指大、小便。由于医生诊病时往往不能直接看到病人大小便的变化，所以多通过问诊进行了解。

1. 大便

正常的大便为黄色成形而软，一天 1 到 2 次。大便的形成和排泄，与脾、胃、大小肠、肾、肝、肺等脏腑功能有关。

大便的异常变化，总的来讲包括"干"和"稀"两个方面。若大便干燥坚硬，排出困难，称为秘结，多为热结肠道，或津亏液少，导致大肠燥化太过，传导不行的病症；若大便稀不成形，便次增多，称为溏泻，多是感受外邪，或他脏的影响，导致脾失健运，水湿下趋，大肠传导失职的病症。又有湿热阻遏大肠，里急后重，大便下脓血的，称为痢疾。

临床上应进一步问清大便的形状、次数、颜色、气味、病人排便时的感觉等方面的变化以及兼症，以便为具体病症的综合辨证收集全面的分析资料，兹概述如下。

（1）形状：大便硬燥色黑光亮的，多为热结；大便燥如羊粪的，多为津亏；大便呈稀糊状，多属脾虚或脾湿；大便先干后溏，多属脾胃虚弱；大便时干时稀多为肝郁脾虚；水粪夹杂，完谷不化的，多为脾肾阳虚或寒湿；大便泻下稀黄水，多属大肠湿热；大便夹有不消化食物，腐浊臭秽，多为伤食积滞。

（2）次数：大便次数的多少，不仅在一定程度上反映病情的轻重，而且对分析治疗效果和病势趋向有一定的意义。如便秘患者，便次越少，病情越深，经治疗便次增多，则是好转的征象；若腹泻、痢疾的患者，便次越多，病情相对越重，经治疗后便次减少，应属向愈的征兆。

（3）颜色：大便的颜色，除可受某些饮食或药物的影响外，若色黑如柏油状，是内出血，多属瘀血；若大便红白冻子，是湿热腐败气血，为痢疾。

（4）气味：是指大便出现特殊的臭味。如酸臭的，多是积热内蕴；腐臭难闻如坏蛋的，多属食积肠道。

（5）排便感：病人排便感觉肛门灼热的，多是热迫直肠，属热证，便时滑脱不禁的，多属脾虚下陷的久泻；大便里急后重的，是痢疾气滞肠道的征象；大便不爽，多为肝失疏泄的表现；若腹痛则泻，泻后痛减的为伤食；泻后痛不减的多为肝木乘脾土。

2. 小便

正常小便为淡黄色，成人一昼夜尿量1500毫升。小便由津液所化，即膀胱所藏的津液，经肾阳的气化，浊中之浊下出为尿。

小便的变化，不仅反映津液的状况，而且是判断脾、肺、肾、膀胱、三焦的功能活动和病变属性的标志之一。

问小便时应注意小便的颜色、尿量、次数和排尿时异常感觉等内容。

（1）颜色：小便颜色除与饮水的多少和气候有一定关系外，小便色黄是津液被热熏的反映，多为热证；小便清凉，是病无热邪，多属寒证；小便浑浊，多属湿热下注或浊精下泄；小便红赤，多是热伤血络。

（2）尿量：一般指每次尿量而言，尿量增多、是阳气不足，气化无力，津液下虚寒泄，病多在肾。若尿量减少，即可由于津液亏耗或化源不足，如热盛津伤，大汗、大吐、大泻伤津等，也可由于气化不利，津液不能正常地变成尿液，导致尿量减少，如湿热阻遏膀胱的淋证，肾不化气的水肿，等等。若小便点滴而出，甚至点滴不通，称为癃闭，可见于肾气衰竭，无以气化，全无尿意的虚证；也可见于湿热下注，膀胱气化滞涩不通，欲尿而不能出的实证等。

（3）次数：小便次数增多，称小便频数，量少而急迫的，多属湿热下注膀胱；量多色清的，多是肾气不固，膀胱不约的征象。小便次数减少，除津液亏少，化源不足外，多属水湿内阻，气化不利的表现，如水肿等。

（4）排尿感：小便时尿道疼痛，甚则如针刺刀割，伴有急迫、艰涩、灼热等感觉的，多是湿热淋证；小便后自觉空痛，多属肾气衰虚；小便后余沥不尽，多属肾气不固，小便不能控制，称为遗尿，在夜间又称"尿床"，多是肾气不足的虚证；若神昏而尿失禁，则是心神不主，膀胱失约之象。

（八）问妇科

妇女具有与男子不同的生理特点，即月经、白带、妊娠、产育等现象。所以妇女的特有疾病，将在妇科专门阐述。而面对女性一般疾病，也应注意询问这些方面的情况，特别是月经和白带。

1. 月经

月经周期一般为 28 天左右，行经约 3～5 天，量适中（约 50 毫升），色正红。询问时应注意月经的周期，行经的天数、经量、经色、经质及其兼症。必要时询问末次月经的日期，或停经的年龄。

（1）经期：月经周期提前八、九天以上者，称为月经先期，多是血热内迫，或气虚不能摄血的征象；月经周期延后八、九天以上者，称为月经后期，多为血寒凝滞，或血少不充之象；经期错乱，或前或后，称为经行先后无定期，多属肝气郁滞，冲任失调的征象。

（2）经量：经量超过正常（多伴行经时间延长），称为月经过多，多是热邪迫血妄行，或气虚不能摄血的反映，经量少于正常（多伴行经时间的缩短），称为月经过少，多是血虚化源不足，或寒凝血瘀的反映，从未来过月经者，或月经停止三个月以上者（妊娠停经除外），称为闭经，多是化源不足，气血亏耗，或血瘀不通，或血寒凝滞的反映。

（3）色质：经色淡红质稀，多是血少不荣，属虚证；经色深红质稠，多是血热内炽，属实证；经色紫暗有块，多是寒凝血滞；经色暗红有块，多属血瘀。

（4）疼痛：正常月经初潮有微痛。若每次行经时小腹疼痛，甚则腰痛，称为痛经。

经前或经期小腹胀痛者，多属气滞血瘀；小腹冷痛者，多是寒凝；经期或经后小腹隐痛或空痛者（多是气血亏虚，痛而喜热喜按者）多是虚寒。

2. 白带

正常妇女阴道内应有少量乳白色、无臭味的分泌物，起濡润阴道壁的作用。如果分泌物过多，绵绵不断，称为带下，又称白带。

白带为湿浊之象，带脉失所约束，与脾的运化有密切关系。询问白带应注意白带的色、量、质和气味等内容。

（1）颜色：无色透明的，多是脾肾阳虚的虚寒证；白色为脾湿下注；黄色为湿热下注。

（2）带量：白带的量相对的多和少，一般反映病情的轻重。如果带量过多，是湿邪太盛，或是正气大虚，如脾虚下陷，津液下脱等。

（3）质地：白带质清稀的，多属虚证；质稠浊的，多属热证。

（4）气味：白带有异常气味，腥臭的，多属寒证；臭秽难闻的，多属湿遏热蒸所致。

（九）问儿科

问小儿比较困难，主要依靠询问家属。

问儿科除上述问诊内容外，应注意询问出生前后（包括孕育期和产育期）的情况，是否患过麻疹、水痘，防疫接种的情况，喂养情况，发育情况，父母及兄妹姐妹的健康状况等。关于起病原因，如有无受惊、受寒、伤食等，都要根据情况，进行详细询问。

第二节　望　诊

望诊，是医生运用自己的视觉，有目的地观察病人的神、色、形态及体表局部出现的异常变化，来收集有关病情资料的方法。

人是有机的整体，人体外部与内在脏腑有着密切的联系，体内脏腑组织有了病变，一般都会相应地在体表反映出来，即所谓"有诸内，必形诸外"。因此，通过对体表病理现象的系统、全面的观察，就能为分析、研究内在脏腑经络、精气血津液病变的本质提供重要的依据。

一、望全身情况

（一）神气

在这里，神既指精神意识思维活动，又包括人体生命活动总的外在表现。望神就是观察病人的精神好坏，意识是否清楚，动作是否矫健协调，反应是否灵敏，以便从总的方面判断病人正气的盛衰病情的轻重，《素问·移精变气论》有"得神者昌，失神者亡"的说法。望神一般可分为"得神""失神""假神"三种。

1. 得神

在疾病过程中，如表现为精神较好，目有光彩，神志清楚，反应灵敏，而且语言清晰，声音洪亮，呼吸平稳者，称为"得神"或"有神"，表示正气未伤，脏腑功能未衰，病情一般较轻浅，预后多较良好。

2. 失神

在疾病过程中，如病人表现为精神萎靡，目光晦暗呆滞，反应迟钝，并有语声低弱，呼吸气微者，称为"失神"或"无神"，表示正气已伤，病情比较深重，应特别加以注意。

又有神志错乱、谵语、癫狂、猝倒、神志昏迷、循衣摸床等精神意识的病变，也是"失神"的征象。

3. 假神

假神多出现于久病、重病、精神极端衰弱的病人。如原来不欲语言，语声低微，时断时续，突然转为语言不休，语音清亮；原来精神极度衰颓意识不清，突然精神转"佳"；原来面色十分晦暗，忽然两颧发红如妆等，都属"假神"。表示病情十分严重，切勿误认为病情好转。

假神与病情好转的区别在于，假神是某些方面突然"好转"，与整个病情不符，是病情可能迅速恶化，阴阳即将离决的先兆，人们称之为"回光返照"或"残灯复明"，在临床上应予严密注意。

（二）色泽

色，主要是指面部的颜色。由于"十二经脉、三百六十五络，其血气皆上于面"（《灵枢·邪气脏腑病形篇》），所以面色是脏腑气血的外荣。正常的面色，称为"常色"。由疾病而引起的面色变化，称为"病色"。

望色，应注意"色"和"泽"两个方面。"色"指青、黄、赤、白、黑等颜色。"泽"指荣润、鲜明而富有光泽。我国人正常的面色，是微黄而红润有光泽。但由于体质的差异，以及所处地理环境、季节气候、工作条件等不同，面色可出现略黑或稍白等变化，只要明润光泽，都属于正常的生理范围。在疾病过程中，若面色枯槁无泽，则多属于病理的反映。

青、赤、黄、白、黑五色，与五脏有一定的联系，古人把五色归属五脏，《灵枢·五色》篇说："以五色命脏，青为肝，赤为心，白为肺，黄为脾，黑为肾。"这在临床上有一定的参考价值。如脾虚湿盛者，面色多黄；久病肾虚，面色多黑，等等。

1. 白色主虚寒证、失血证

因阳气衰虚，运行无力或耗气失血，血脉空虚，气血不荣，所以面色白。若面色㿠白，虚浮，多属阳气虚；面色淡白，面容消瘦的，多属血虚，《灵枢·决气》篇称"血脱者，色白，天然不泽"；若急性病中突然面色苍白，多属阳气暴脱或热闭于里的病症。

2. 黄色主虚证、湿证

黄属脾色。脾胃虚弱，或脾湿阻遏，面多黄色。若身目俱黄（巩膜黄染）的，称为黄疸。其中黄而鲜明如橘子色，称阳黄，多属湿热；黄而晦暗如烟熏的，称阴黄，多属寒湿。若面色黄（巩膜不黄）而枯槁无泽，称为萎黄，多是脾胃虚弱或血虚的病症。若面色黄而虚浮，称为黄胖，多是脾气衰虚而有湿邪的病症。

3. 红（赤）色主热证

红为血色，热迫血行，络脉充盈，故面多红色。但有实热和虚热的不同。若满面通红，多属外感或脏腑阳盛的实热证；颧赤潮热，多属阴虚导致阳亢的虚热证。若久病重病，面色苍白而两颧浮红如妆，又伴有形寒肢冷，称为"戴阳"证，是阴寒内盛，浮阳上越的危重证候。

4. 青紫色主寒证、痛证、惊风

青紫色除见于面部外，也可出现在指甲处，甚则全身。青紫色为瘀血征象，因寒凝或痛闭，致气血不通，经络阻滞，故现青紫色。如心阳衰微推动无力，血行不畅，多表现为唇甲青紫；里寒剧痛（如心绞痛、腹痛等），寒凝经脉涩而不行，可见苍白而带青的面色；外伤气滞血瘀疼痛者，局部也多青紫色。又有小儿高热，而面部印堂或口唇四周出现青色，多是将发惊风的先兆。

5. 黑色主肾虚、瘀血证

黑属肾色。某些肾虚的病症，面部可出现黑色。如颜面周身黧黑，色如古铜，多为肾阳衰微，阴寒凝滞的虚寒证；目眶周围晦黑色，可见于肾虚水泛的痰饮病，或肾精下泄的白带病；两颧晦黑色，可见于某些肾虚尿频等病症。

又有瘀血久留体内，瘀浊外露，面多灰黑色，如干血痨、积聚等病症。

（三）形态

形态，指病人的体形的壮弱肥瘦，以及病人因疾病的痛苦所表现的动态、姿势等。

1. 形体

发育良好，形体壮实，肌肉充盛，是体质强壮的表现；发育不良，形体脆弱，肌肉瘦削，是体质虚弱的表现。

形体肥胖，肤白无华，精神不振，称为"形盛气虚"，多是阳气不足的体质；形瘦肌削，面色苍黄，胸部狭窄，皮肤干燥，多属阴虚体质，可见于肺痨等病症。

2. 动态

病人的动静姿态和体位与疾病有密切关系。从总的方面来看，"阳主动，阴主静"，故喜动者属阳证，喜静者属阴证。如卧时身轻能转侧，面常向外，多为阳、热、实证；卧时身重不能转侧，面常向里，多为阴、寒、虚证；蜷卧而喜加衣被者，多属阴寒证；仰面伸足而常揭去衣被者，多属阳热证。

从病人形体的异常动作来看，如半身不遂，口眼㖞斜，多是风痰阻络；颈项强直，四肢抽搐，角弓反张，是为动风之象。关节肿胀屈伸困难，行动不便，多属痹证；四肢萎弱无力，不能握物和行动，多属痿证。坐而不得卧，卧则气急，多为肺气壅塞之象；卧而不能坐，坐则眩晕，多属气血虚甚或痰浊上扰之症。

二、望局部情况

（一）头与发

主要望头的外形、动态和头发色泽的变化。如小儿头形过大过小，多属肾精亏损、先天不足，亦可由水饮停聚头内而致头大（应考虑脑积水）。小儿囟门下陷多属虚证；囟门高突，多属实热证；囟门不闭，多为发育不良。

若头项无力抬起者，多是重症；头摇不能自主的，是风动之象。

若头发稀疏易落，或干枯不荣，多为精血亏损；小儿头发干焦，多是疳积的征象。

（二）眼

目为肝窍，但"五脏六腑之精气，皆上注于目而为之精"《灵枢·大惑论》）。所以眼睛的异常变化，不仅反映眼的局部病症，而且与脏腑的病理变化有着密切的联系。

望眼除观察眼神外，还应注意颜色、外形、动态等方面的变化。

1. 颜色

白睛（巩膜）黄染，多为黄疸；眼睑（睑结合膜）淡白，多为气血亏虚。

2. 多形

眼胞红肿，白睛红赤，流泪多眵，多为肝经风热；目窠（眼睑）浮肿，如卧蚕状，多为水肿早期的症状；目眦赤烂，多属湿热；目眶下陷，多为津液亏耗；小儿睡眠露睛，多属脾虚。

3. 动态

两目上窜或直视，多属肝热动风，如急惊风；疾病后期见瞳孔散大，多属精气衰竭。

（三）鼻

鼻为肺窍，亦胃经之所过，是呼吸之门户。望鼻应注意鼻内的润燥、排泄物、鼻之外形和动态变化等。

鼻流清涕，多为外感风寒；流浊涕，多属外感风热——都是肺失宣降，不能摄津所致。久流脓浊涕而臭，称为鼻渊，是外邪久留鼻窍，腐败气血津液所致。鼻衄多属热伤络脉。鼻孔干燥，为肺热或外感燥邪；干燥而焦黑如煤烟，为热毒炽盛——总属肺津亏耗，不能上承所致。

鼻头及周围生红色丘疹，名酒糟鼻，多属风热；鼻柱溃烂塌陷，多是麻风、梅毒；鼻翼煽动，多为肺气壅塞或肺气将绝的表现。

（四）耳

耳为肾窍，少阳经脉绕耳。望耳应注意耳之色泽和耳内变化。

耳内流脓，名为聤耳（中耳炎），多由肝胆湿热所致。耳轮干枯焦黑，多是肾精亏耗，精不上荣；耳背有红络，耳根发凉多是麻疹的先兆。

（五）唇口

脾开窍于口，其华在唇。望唇口应注意唇口的颜色、润燥和形态的变化等。

1. 颜色

正常唇色红而润泽。若唇色淡白，多属气血两虚，不能外荣；唇色深红，多为营阴有热；唇色青紫，为寒凝血瘀。

2. 润燥

口唇干枯或燥裂，多属外感燥邪或热炽津枯；睡时口角流涎，多是脾虚不能摄津，或胃热有虫，致胃缓不能收摄津液所致。

3. 形态

口唇糜烂，多是脾胃蕴热上蒸；口唇红肿，多为脾热或温毒蕴结所致。口歪为风痰窜络；撮口或抽掣不停，为肝风内动。在神昏情况下，口开不闭多属脱证；牙关紧闭，多属闭证。

（六）龈、齿

齿为骨之余，龈为胃之络，所以齿与肾，龈与胃有着特殊的联系，望龈齿应注意色泽、燥润及形态异常变化。

龈色淡白，多属血虚不荣；牙龈红肿，多属胃热冲激。牙龈出血，若红肿者，多属胃火伤络；不红微肿者，多属气虚不摄或虚火伤络。

牙齿光燥如石，多是胃热炽盛，津液大伤；干燥如枯骨，多是肾阴枯竭，真水不能上承。牙齿腐烂有洞，称为龋齿。睡中咬牙啮齿多是胃热或虫积所致。

（七）咽喉

咽喉为肺胃的通路，为肾的经脉所络。望咽喉应注意颜色、形态等变化。

咽喉部正常为淡红色。若咽喉红肿而痛，为肺胃有热；红肿溃烂，有黄白腐点，为肺胃热毒壅盛，充斥咽喉。若红色娇嫩，疼痛不甚，是肾水亏乏，阴虚火旺；色淡红不肿，久病不愈，可能是虚火上浮。咽喉部有灰白色假膜，很快扩大，不易剥离，剥离则出血，随即复生的，是为白喉，属肺热阴伤之症。

（八）皮肤

皮肤居一身之表，是肺气宣发之处，为气血所荣。望皮肤除应注意肤色（如黄疸）和外形（如肿胀）的变化外，这里主要介绍望斑疹、白瘩和痈疽疔疖等病变的有关内容。

1. 斑疹

在急性热病过程中出现斑疹，是肺胃热毒或热入营血反映于肌表的征象。一般来说，色红呈片状平铺于皮下，摸之不碍手的称为斑；色红点小如粟，突出于皮表，摸之碍手的称为疹。斑之所生，多是胃热内伤营血，迫血外溢肌肤；麻疹之所成，多是温毒犯肺，气血拂郁。所以有"斑发于胃，疹出于肺"的说法。

望斑疹，主要应该注意斑疹的色泽、形态等变化。斑疹色泽，以色红活润泽为顺。若深红如鸡冠色的，为热毒炽盛；色紫黑者，为热毒盛极。若色淡红或淡紫，多属正气不足或阳气衰微之象。斑疹的形态，一般以分布均匀，疏密适当为顺，若稀疏松浮者（相当于边界不太清楚），病邪轻浅；稠密紧束（相当于边缘清楚或局部组织坏死）而根脚深压不褪色者，属热毒深重。又麻疹疏密不匀，或先后不齐，或见而即陷，多是毒邪内陷之候。

此外，在杂病中，尚有风邪郁于血络出现的风疹块（荨麻疹）；脾不统血或阴虚火旺，可出现紫癜，以皮肤瘀点、瘀斑或皮下青紫为特点。

2. 白㾦

白㾦是皮肤上出现的晶莹如粟的透明小疱疹，高出皮表，擦破流水。是由于湿郁肌表，汗出不彻而成。常见于湿温、暑温病。多分布于胸部颈项部，偶见于四肢。

望白㾦应注意其色泽形态的变化。白㾦以晶莹饱满，颗粒分清为顺，称为"晶㾦"；㾦色枯白，空壳无液为逆，称为"枯㾦"，是津气枯竭的反映。由于湿性黏滞一时不易透尽，所以白㾦往往反复多次出现。

3. 痈疽疔疖

患病局部范围较大，而红肿热痛，部位较浅根盘紧束的为痈，属阳证；漫肿无头，部位较深皮色不变的为疽，属阴证；患病局部范围较小，起初如粟，根脚坚硬，或麻或痒，顶白而痛的为疔；发于浅表，形圆而红肿热痛，化脓变软的为疖。

三、望舌

望舌，又称舌诊，是望诊的重要组成部分，也是中医诊断疾病的重要依据之一。舌诊在我国具有悠久的历史，早在《内经》中已有"舌干""舌上黄"等记载。几千年来，历代医家的认真实践和深入研究，使舌诊在医疗实践中不断发展，积累了丰富的经验，形成了比较系统的理论。

（一）舌的生理

1. 舌与脏腑经络的关系

舌与脏腑经络有着密切的关系，舌为心之苗，手少阴心经之别系舌本，足太阴脾经连舌本、散舌下，足少阴肾经挟舌本，足厥阴肝经络舌本，其他脏腑经脉也都间接与舌有联系。因此，人体脏腑、气血、津液的虚实，疾病的浅深轻重变化等，在一定程度上都可以从舌象反映出来。

2. 舌质与舌苔的概念

舌质即舌体，由肌肉、脉络等组成。正常舌质淡红润泽，不胖不瘦，活动自如，为脏腑气血津液所荣；舌苔是披盖在舌面上的苔状物。正常舌苔薄白润泽，不滑不燥，由胃气所生，吴坤安说："舌之苔，胃蒸脾湿上潮而生。"

3. 舌的分部

历代医家在长期临床实践中，发现舌的一定部位往往反映一定脏腑的病理变化，经过不断总结，将舌划分为舌尖、舌中、舌根和舌边（舌的两边）四个部分，分别与五脏相联系，如舌尖部属心肺，舌中部属脾胃，舌根部属肾，舌边部属肝胆。临床上以舌的分部来诊察脏腑病变，具有一定的参考价值。

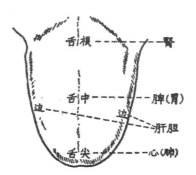

图5.1　舌诊脏腑部位分居示意

（二）舌诊的临床意义

在临床上，舌象的变化能客观地反映人体气血的盛衰、病情的进退、病证的寒热和病邪的浅深等。而在外感热病和杂病中的脾胃病及血分病变，舌象变化更为明显，在某些情况下，甚至可以作为辨证的主要依据。《辨舌指南》说："辨舌质，可辨五脏之虚实。视舌苔，可察六

淫之深浅。"（见图 5.1）

1. 反映正气的盛衰

脏腑气血的盛衰，多在舌上反映出来。如舌质红润为气血旺盛，舌质淡嫩为气血衰虚；有苔为胃气旺盛，无苔为胃气衰虚或胃阴大伤。

2. 分辨病变的浅深部位

除舌的分部能反映病所在的不同脏腑外，在外感疾病中，舌苔的厚薄也常表示病位的浅深。如苔薄多为疾病初期，病位尚浅；苔厚则病邪多已深入于里；舌质绛多为热入营血等。

3. 区别病邪的性质

不同性质的病邪常常在舌上反映出不同的变化。如黄苔多是热邪内盛；舌质有瘀点或瘀斑，往往是瘀血的征象。

4. 表明病势的进退

这在急性病中有着特殊的指导意义。如舌苔由白转黄变黑，多为病邪由表入里、由寒化热、由轻转重；若舌苔由燥转润、由厚变薄，则属津液渐复，病邪渐退之象。

（三）舌诊的内容

舌诊主要是观察舌质（体）和舌苔两个方面，包括舌质的形态、颜色和舌苔的质地、颜色等。

1. 舌质（体）

（1）舌的颜色

舌淡：舌色较正常浅淡，称为淡白舌。主虚证、寒证。若色淡而舌体不大，舌面润泽，多属气血两虚，舌络不充；若色淡而舌体胖嫩有齿印，舌面滑润多津，多属阳气不足，水湿停滞。

舌红：舌色深于正常，称为红舌。主热证。若舌质红有苔而干，多属里热壅盛；若舌红无苔，多属阴虚内热。

舌绛：舌色深红，称为绛舌。主热盛。在外感热病中多为邪热入于营分、血分；在杂病中多是阴虚火旺或血分郁热。

舌紫：舌色青紫，或舌上有青紫色瘀斑、瘀点，称为紫舌，是属气血运行不畅，瘀血凝聚之象，应有寒热之分。若全舌深紫而干，舌体胀大，多属热蕴血瘀；全舌淡紫而滑，舌体胖嫩，多属寒凝血瘀；若舌体局部出现紫色瘀斑或瘀点，多属脏腑组织瘀血的病症。

（2）舌的形状

胖大：舌体增大，边缘有齿印，称为胖大舌。应有胀（肿）大和胖嫩的区别。若舌体胖嫩，色淡有齿印，多属脾肾阳虚，津液不化，水湿阳滞舌体所致；若舌体肿胀满口，色红或紫暗，多是热毒壅盛，气血阻于舌体所致的重症。

瘦薄：舌体瘦小而薄，称为瘦薄舌。多属阴血亏虚，舌体不充之象。其中舌体瘦薄而色淡的，多属气血两虚的病症；若舌体瘦薄，色红绛而干，多属阴虚热盛，津液耗伤的病症，为阴津枯竭之象。

裂纹：舌面上有明显的裂沟、纹理，为裂纹舌。为阴津不能上润舌面之象。其中舌绛干而有裂纹的，多同热盛津伤；若舌嫩红而有裂纹的多属阴血亏虚。此外，裂纹舌还可见于正常人，无明显临床意义。

芒刺：舌面干燥，如芒刺，摸之棘手，称为舌生芒刺。芒刺色黄或黑，以老黄色为多见，为火邪熏灼，热极津枯之象。

（3）舌的动态

强硬：舌体运动不灵活，使语言謇涩，称为舌体强硬，简称舌强，是为舌体筋脉不利的征象。若强硬色绛，高热神昏，多是热毒上灼，舌体筋脉失濡，或痰热闭阻舌络的征象；若舌强而口眼㖞斜、半身不遂，多是风痰上阻舌络之象。

颤动：伸舌或说话时舌体震颤不定，称为舌体颤动。动为风象，若舌质淡嫩的，多是心脾两虚，血虚生风之象；若舌质红绛，则多是肝热动风之象。

痿软：舌体痿软，转动不便，伸卷无力，称为"舌痿"。多由气血虚极，阴液亏损，筋脉失养所致。若舌痿软而红绛干燥，多属热盛伤津，阴液亏竭；若舌痿而色淡者，多属气血虚极的病症。

吐弄：舌伸长而弛缓，露出口外为吐舌；舌体伸缩不定，或舌舐口唇上下、口角左右，称为弄舌。两者多属于心脾热盛。若舌吐出而紫红肿痛者，系由热毒内攻脏腑，热迫心经所致。弄舌在小孩多是动风先兆，或智力发育不良，在成人多是风痰上扰，如中风后遗症等。

2. 舌苔

（1）苔的性状：主要有厚薄、滑燥、腻腐、剥脱等变化。

厚薄：舌苔的厚薄，一般以能"见底"者为薄，不能"见底"者为厚，所谓"见底"，是指透过薄薄的苔能隐约见到舌质。观察舌苔的厚薄，可以了解病邪的轻重和病情的进退。一般来说，若有形实邪（如湿、痰、食等），壅盛于里，影响脾胃，浊气上升，多形成厚苔；若无形之邪（如风、热、燥、寒等）为患，或病邪在表，或偏于正虚的疾病，则舌苔薄而不厚。舌苔由薄增厚，反映病邪由表入里，病情由轻转重，为病进；若舌苔由厚变薄，反映有形实邪渐消，病情由重转轻，为病退。

滑燥：正常舌苔是润泽的，是津液上承的反映。若舌面有过多的水分，甚至伸舌下滴，称为"滑苔"；若舌面干燥，望之粗糙，扪之无津，称为舌燥。观察舌苔的滑燥，可以了解体内津液的情况。舌苔干燥是由于津液不能上润舌面所致，在热性病中多为热盛伤津，在其他疾病中则为阴津不足；滑苔，是由于水湿上泛舌面所致，多见于寒湿、水饮等病证。舌苔由润转燥，是病邪由寒化热，津液已伤，病情在发展；由燥转润，是热邪渐去，津液渐复，病情在好转。

腻腐：舌面上覆盖有一层混浊而滑的黏性物，刮之不易去掉，称为腻苔，多由于痰湿内盛，湿浊上升舌面所致，可见于痰饮、湿温等病证。若苔质颗粒大，疏松而厚，如豆渣堆积舌面，刮之可去，称为"腐苔"，又称"垢腻苔"，多由于胃中宿食积滞，腐浊上升舌面所致，也可见于痰浊阻遏的病症。

剥落：舌苔剥落不全，剥落处光滑无苔，称为"剥苔"。剥苔一般提示胃气虚弱。如剥而干燥，则说明阴液也亏；若剥落而有腻苔不化者，提示痰湿未化，正气已伤，病情比较复杂。

（2）苔的颜色，主要有白、黄、灰、黑四种。观察苔色的变化，可以辨别疾病寒热的轻重，了解某些疾病病理变化的性质和特点。但应结合舌苔的性状进行分析。

白苔：白色是苔的本色，由所兼性状的不同，而反映一定的病证。一般来说，苔白而滑，多反映寒证、湿证；苔白而燥，可能是燥邪伤津或寒邪开始化热的征象。苔薄白而滑，多为外感风寒或里寒证；苔厚白而滑，多属寒湿或寒痰；苔厚白腻，多是痰湿内盛的病症。

黄苔：苔色变黄，是热邪熏灼所致，所以黄苔一般均主热证。黄苔的颜色越深，反映的热邪越重。淡黄为热轻，深黄为热重。苔黄而干燥，为热盛伤津；苔黄而滑腻，为湿热之症。苔黄而厚，多为热与有形实邪相结合（如燥屎、痰浊等）的病症。

灰苔：灰苔主寒湿，主热证。寒热的鉴别要点在于滑与燥。若苔灰而滑，多为寒湿内停；苔灰而腻，多为湿浊蕴积。苔灰而干，多为燥热伤津。

黑苔：黑苔多由黄苔或灰苔发展而来，常见于疾病的严重阶段。黑苔主热极或寒盛的病症。也以滑与燥为鉴别点。苔黑而干燥，甚则生芒刺，多为热极津枯；苔黑而滑，多为阳虚寒盛的病症。

3. 舌质和舌苔的关系

疾病是一个复杂的发展过程，舌质与舌苔的变化是正邪斗争的反映。我们在分别掌握上述舌质、舌苔的基本变化及其主病的同时，应注意到舌苔和舌质之间的密切联系，并在临床上将舌质和舌苔的变化结合起来分析。

在一般情况下，舌质与舌苔的变化是统一的，其主病也就是两者的综合。例如内有实热则多见苔黄舌红；内有虚寒则多见苔白舌淡。热邪内盛，津液耗损则苔干燥；寒湿内停，水津上泛则苔滑润。所以，舌红苔黄而干燥往往联系在一起，为实热的证候；舌淡苔白而滑也往往联系在一起，为虚寒的证候。

但是，在疾病过程中，由于人体脏腑气血与病邪之间的复杂变化，临床也会见到病人的舌质与舌苔不相一致的情况，但只要进行细致全面的分析，也不难找出它们之间的联系。如长期低热、少气懒言、食少腹满的病人，多见舌淡嫩而苔浮黄，舌淡嫩是正气衰虚，苔黄虽属热象，但苔质松浮，结合病人的全身症状分析，就可以知道是脾胃气虚导致的虚热证。

（四）舌诊的注意事项

1. 光线

诊舌一般宜在白天，并尽可能选择光线充足的地方。晚间在灯光下往往看不出黄色舌苔和淡色舌质，必要时应在白天复检。

2. 染苔

某些食物和药物，可使舌苔染上颜色，称为染苔。如乌梅、石榴、橄榄等能使舌苔染黑，黄连、核黄素等可将舌苔染黄。临床上，在舌苔发生突然变化，且与症情完全不符的情况下，应考虑是否染苔，并详细询问其饮食和服药情况，以寻找原因。

3. 伸舌姿势

要求自然地将舌伸出口外，充分暴露舌体，舌尖稍向下弯，舌面向两侧展平舒张，不要卷缩，也不要过分用力向外伸，以免引起舌质颜色的改变，造成假象。

4. 其他

饮食的摩擦，可能使厚苔变薄；高温和刺激性食物，可以使舌质的颜色变红；饮茶吸烟多者，也可使舌苔增厚；鼻塞不通，张口呼吸的病人，舌面多干燥等等，应予鉴别。

四、排出物

排出物包括痰液、呕吐物、大小便、白带等。观察排出物的色、质、量及有关变化，是进行辨证分析时的必要资料。

一般来说，排出物清白稀薄者，多属寒证；黄浊黏稠者，多属热证。因为寒则阳气不运，水津不行，能致水液澄澈清冷，所以表现清稀；而热则熏灼煎熬津液，故表现为黄稠。

大小便、白带的色质变化已于前述，这里仅介绍痰液和呕吐物的望诊。

1. 痰液

痰色白而清稀属寒；痰色黄或色白而黏稠属热；痰少极黏，黏喉难出属燥；痰白滑易咯且多的属湿。咳吐脓血腥臭，为热毒蕴肺，多是肺痈。痰中带血或咳鲜血，多属热伤肺络。

2. 呕吐物

呕吐痰涎清稀，为痰饮在胃，多属寒证；呕吐物色黄味苦，病多在胆胃，属热证；呕吐频发频止，吐出多为未消化的食物，而无酸腐气，多属胃虚气逆或肝气犯胃；呕吐物酸臭秽浊，多属胃热或宿食；吐血如咖啡样，杂有食物残渣的，多是肝火犯胃或瘀血内停。

五、小儿指纹

指纹是指浮露于食指内侧的脉络。因食指内侧的络脉，是手太阴肺经分支而来，所以望小儿指纹与诊寸口脉的原理相近。望指纹是对三岁以内小儿的一种诊法。

指纹分风、气、命三关，即食指连掌部的第一节为"风关"，第二节为"气关"，第三节为"命关"。幼儿正常的指纹，应是红黄隐隐而不显露于风关以上。若发生疾病，指纹的变化有一定的参考价值。（见图5.2）

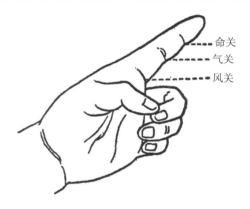

图5.2　小儿指纹图示意

诊指纹的方法，抱小儿向光，医生用左手食、拇二指握住小儿食指末端，以右手拇指按压在小儿食指内侧表皮上，从指端推向掌部（用力要适中），同时诊察指纹的浅深、色泽、动态和长短的变化。

指纹形色变化的主病概要如下。

1. 色泽

色浅的多病轻，色深的多病重。色鲜红的多为外感风寒表证，色紫者为热甚，色紫黑者多为血络郁闭，病情危重。色淡的多属虚证，色滞

（指血液回流不畅）的多是实邪阻滞于体内的病症。

2. 长短

一般来说，指纹在风关的是邪浅病轻，指纹透气关的是邪已深入，指纹达命关的为病情严重，指纹延伸到指端，即所谓"透关射甲"，病多危重。

3. 浮沉

指纹浮显的，多为病在表；指纹沉隐的，多为病在里。

简言之，辨指纹的要点是：浮沉分表里，红紫辨寒热，三关测轻重，淡滞定虚实。但是必须结合其他证候进行综合分析，才能做出全面正确的判断。

附一：舌诊现代研究简介

近年来运用现代科学知识和方法，研究中医舌诊的资料日益增多，现简介如下。

舌是口腔中主要器官之一。舌是由很多横纹肌组成的一个肌性器官，外表被有特殊的黏膜，舌背黏膜是组成舌苔的重要部分。舌的血管和神经分布极其丰富，其黏膜上皮薄而透明，乳头反应灵敏，故机体的一般情况，消化系统和体液的变化均可在舌上迅速地反映出来。

（一）正常舌象

正常的舌质，由于舌黏膜下层及肌层中血管及血运十分丰富，使舌肌呈红色，透过一层白色半透明带有角化的黏膜面，形成了正常的淡红舌质。正常的薄白苔，是由舌的丝状乳头末端角化树及其空隙中的脱落角化上皮、细菌、食物碎屑、渗出细胞以及唾液构成的。

（二）舌象的变化

1. 舌质的颜色变化与舌的血液循环状况关系密切

淡的舌多与贫血、组织水肿致毛细血管收缩、血液充盈减少、血流较缓慢等因素有关。红绛舌与毛细血管扩张、血液量增加、血液浓缩等因素有关。青紫舌可能与静脉瘀血，或缺氧而致还原血红蛋白增加等因素有密切关系。

舌体胖嫩，主要是因血浆蛋白减少，舌组织水肿所造成。若因水肿或肌张力降低，舌体肿大或松弛，压在齿缘上，则舌边可出现齿印。裂纹是舌乳头融合及分离造成的裂隙，有人认为它与舌黏膜萎缩有关系。

舌质干燥，是由于唾液分泌减少或伴有唾液含水量降低所致。脱水患者，因血黏稠度增高，唾液水样分泌也减少，而出现舌面干燥。有些人认为舌面干燥是临床失水的最好标志，是各种原因引起失水的最早表现。阴虚患者，常有交感神经紧张性增高，副交感神经紧张性降低，使唾液浆液性分泌减少，代之以黏液性分泌，改变了唾液的质和量，故见舌质干燥。

2. 舌苔的颜色变化与丝状乳头增生，角化增剧，细胞浸润，细菌的作用及口腔中存在水分多少有关

黄苔的形成是由于丝状乳头增生，角化增剧，舌的局灶性炎症渗出，以及产色细菌的作用等所致。黑苔的形成是因丝状乳头增生更甚，出现棕黑色角化细胞，及黑色霉菌滋生所致。其形成因素较复杂，如高热脱水、慢性炎症、毒素刺激、胃肠功能紊乱、霉菌感染、长期应用抗菌素药物等，都与黑苔发生有密切关系。

舌苔变厚，是由于病后食减，或进软食或流质，舌的机械摩擦作用减少；或因发烧脱水，唾液分泌减少，影响舌的自洁作用，致丝状乳头延长所致。

（三）舌象变化的临床意义

1. 舌象的变化能够反映疾病的轻重和进退

如舌质淡红，舌苔白，或薄，或润均属病情较轻。舌质红绛、青紫，舌苔黄厚、灰黑，甚或光滑无苔，均属病情较严重。淡白舌多属慢性疾病，表示病情变化慢，病程较长。例如烧伤患者，创面越大，伤势越重，舌质变红越快越明显；若并发败血症，则舌质多红绛干枯。肝硬化患者若原为淡红舌、薄白苔或薄黄苔，一旦转为红绛光剥，常表示肝功能变坏。又如急性阑尾炎多见腻苔，在治疗过程中厚腻苔转薄白苔多为病情好转；若疼痛减轻而腻苔不退，表示病情未减，甚至可能增剧。

说明舌象始终反映着病情的变化。

2. 观察舌象对某些疾病的诊断有一定意义

绿脓杆菌所致的败血症，以光剥无苔较多；而链球菌、葡萄菌所致的败血症，则以黄苔居多。这可能与机体的抵抗力及反应性有关。绿脓杆菌所致的败血症，多在人体抵抗力极差的情况下发生，正气不足，故苔见光剥；而链珠菌及葡萄珠菌感染之败血症以实热证居多，故多表现为黄苔。

重症感染性疾病，恶性肿瘤，甲状腺机能亢进，严重的肺、肝、肾等实质脏器疾病，常见阴虚舌。这些患者的舌质红绛，舌体瘦小，舌干而有裂纹，有的舌苔光剥，舌边尖有红点，后期全舌光滑如镜。

重症的肝炎患者，舌质多红绛，舌干枯少津，病情恶化时更明显，舌苔多厚腻或燥，色黄或黑，有时也可见光剥无苔。

癌肿患者，往往晚期才出现红而光亮的舌象。有的还可以兼有浅表的溃疡，多是将近死亡的征象。

附二：指纹现代研究的资料简介

一般认为，指纹充盈度的变化与静脉压有关。在心力衰竭、肺炎等患儿，大多数向命关伸延，这是由于静脉压升高所致。静脉压愈高，指纹的充盈度就越大，也就愈向指尖方向伸展。

指纹的色泽在某种程度上可反映体内缺氧的程度，缺氧愈甚，血中还原血红蛋白量就愈多，指纹的青紫就越明显。因而在肺炎及心力衰竭的患儿多出现青色或紫色的指纹。贫血的患儿，则由于红细胞及血红蛋白减少，指纹也就变淡。

附三：面部望诊辨蛔虫

面部和唇部的望诊，有助于虫证的诊断，祖国医籍早有记载。1961年，江西省儿童医院曾对718例患儿从眼、面、唇、舌四个部分所表现出来的体征（白眼珠的蓝斑、蓝点，下唇黏膜颗粒，舌面红点，面部白斑）来诊断蛔虫症，其准确性比较满意，值得继续研究发扬。

诊断体征

1. **白眼珠出现蓝斑，蓝点**（571 例，占 80.4%）

以白珠上部为多，下部、内部、中部也有如针尖大的蓝点，分布于脉络末端。

2. **下唇颗粒**（560 例，占 78.1%）

在下唇部多呈半透明状突起。

3. **舌面红点**（433 例，占 60.3%）

在舌尖部及舌中线两旁，有淡红或鲜红点突出。

4. **面部白斑**（180 例，占 25%）

分布在面颊及颧部，隐约可见如指甲大的白斑，背光视诊比较明显，也有个别表现三至四块白斑的。

同时出现两种体征的，以眼、唇为最多（204 例，占 29.1%），也有同时出现眼、面、唇、舌四种体征的（83 例，占 11.5%）。

关于这些体征的病机，根据脏腑学说的认识，眼、面、唇、舌均与内脏有密切的联系。

白眼珠蓝斑、蓝点：白珠属肺，肺与大肠相表里。因此，蛔虫寄生于大肠，则肠部发生病变，可在肺区白珠出现体征。

面部白斑：面颊及颧部，为胃经、小肠经及大肠经分布和经过的部位，故蛔虫寄生于肠部发生病变，也可在面部出现体征。

舌面红点及下唇颗粒：唇舌与脾胃有密切关系。古人把肠胃的有关病变统属于脾胃。且蛔虫病多兼脾胃湿热，因此也可引起唇舌的体征。

关于舌面红点的体征，曾作为钩虫病的辅助诊断特征，试行 302 例，与粪检对照，总符合率为 80.8%。

第三节　闻　诊

闻诊，包括听声音和嗅气味两个方面。听声音，是凭听觉以诊察病人的语言、呼吸等声音的变化；嗅气味是凭嗅觉以诊察病人及其排泄物的气味变化，以便收集必要的病情资料。

一、听声音

听声音，包括听取病人的语言、呼吸、咳嗽等声音的变化。由于发音和呼吸是肺功能的一部分，因此，发音和呼吸的变化既直接反映肺的病变，也与有关脏腑相联系。而言语对答得是否正确，又与人体的精神意识有关。

（一）语声

听语声主要应注意说话声音的强弱和语言是否错乱。

1. 语声强弱

病人说话声音的强弱，一方面反映正气的强弱，同时也与邪气的性质有关。一般来说，语声高亢宏亮、烦躁多言的，多属实证、热证；语声低弱无力、沉静少言的，多属虚证、寒证。若声音嘶哑，称为"失音"，暴病多实，久病多虚。虚者多是肺阴亏损，津不上润，会厌不利所致；实者多是外邪袭肺，肺气不宣，气道不畅所致。其他如呻吟声、惊呼声等，可能与痛、胀等症有联系，应结合其他证候进行分析。

2. 语言错乱

是指语无伦次，对答错乱，多属心的病变，所以前人有"言为心声"的说法。

若神志昏糊，胡言乱语，声音高亢的，称为"谵语"，多是热扰心神，属实证；若语言重复，声音低弱，精神萎靡，称为"郑声"，多是心气大伤，神无所依，属虚证。

若抑郁沉闷，自言自语，多是痰气郁闭，为癫证；若兴奋躁妄，骂詈叫号，多是痰火内扰，为狂证。

（二）呼吸

听呼吸应注意呼吸的强弱、快慢、节律和有关的变异征象。

1. 气微与气粗

呼吸微弱，多是肺气不足的内伤虚损病证；呼吸有力，气粗而大，多是热邪内盛，气道不利的实热证。

2. 哮与喘

呼吸困难，张口抬肩，不能平卧，为喘证；呼吸急促，喉中有哮鸣声响的，为哮证。喘有虚实之分：呼吸气粗，声高息涌，唯以呼出为快，属实证，多因肺有实邪，气机不利所致；声低息短，吸气困难，张口抬肩，属虚喘，多由肺肾气虚，出纳无力所致。哮证有寒、热之分，多由痰饮阻塞气道引起。

3. 少气与太息

呼吸气弱，短而声低，气不足以息的，叫做"少气"，为气虚不振的特征之一；太息，俗称"叹息"，以一种比较深长的呼吸，表现出长吁短叹的声音，多由情志抑郁，胸怀不舒所致。

（三）咳嗽

咳嗽是肺气上逆的征象，听咳嗽应注意咳嗽的声响，有痰无痰等变化。

就声响而言，新病咳声重浊，多属外感实证；久病咳嗽无力，声低气怯，多为内伤虚证。咳嗽阵发，咳时气急，连声不绝，终止时作鹭鸶叫声的，为顿咳（百日咳）；咳如犬吠声，要注意是否白喉。

若干咳无痰，或只少量稠痰，多是燥邪犯肺或阴虚肺燥。如果咳嗽有痰，则应分清痰色、痰量、痰质的变化，以辨别病变所属的寒热虚实。

（四）呃逆、嗳气

呃逆、嗳气都是胃气上逆所致，但征象各不相同，主病也略有所异。

有气上逆从咽喉出，发出一种不由自主的冲击声音，其声呃呃，称为"呃逆"，前人称"哕"，俗称"打呃"。呃声高而短，响亮有力，多属实热；低而长，气弱无力，多属虚寒。平时所见打呃，呃声不高不低，无其他不适，多因偶然食后触冒风寒，或因咽食匆促所致，可不治自愈。若久病胃气衰败出现呃逆，多属危重，必须加以注意。

嗳气，古称"噫气"，是气体自胃部向上，出于喉间所发的声音。

食后嗳出酸腐气味，多为宿食积滞；嗳出无酸腐气味，多属肝胃不和或胃虚气逆所致。

（五）呕吐

呕吐也是胃气上逆的征象。前人称：有声有物谓之呕，有物无声谓之吐，有声无物谓之干呕。但临床除干呕外，一般多是呕吐并称，未予严格区别。

从呕吐的声音分，食入即吐，吐势较猛，声音响亮有力，多属实热证；朝食暮吐，吐势徐缓，声音低弱无力，多属虚寒证。

二、嗅气味

嗅疾病时产生的气味，主要指病人口中、身上以及排泄物的异常气味，有助于分析某些病情。

口气臭秽，多属胃热，或为消化不良，或有龋齿，或牙疳、口疳、口腔不洁等；口出酸馊气，多是胃有宿食；口气腐臭，则多为脏腑疮疡腐溃病变（如肺痈等）；口气尿臭，则多见于尿毒症患者。

身臭除有狐臭者外，当注意是否有溃腐疮疡。

排泄物如痰液、脓液、呕吐物、大小便、白带等气味变化，前已分述，但它们的共同特点是：臭秽或臊臭者，属热证；酸馊气味的，为伤食；略带腥气者，多属血证。

第四节 切 诊

切诊是医生用手在病人体表的一定部位进行触、摸、按、压等操作，以了解疾病的内在变化和体表反应的一种诊断方法。如诊察脉象的变化、腹部的硬软、皮肤的肿胀和手足的温凉等。一般分脉诊和触诊两个部分。

一、脉诊

脉诊，又称"切脉"或"候脉"。是医生用手指按病人的动脉，根据脉象，了解病人所患疾病的内在变化的一种诊断方法。

（一）脉诊的部位

关于脉诊的部位，《内经》曾记载有"遍诊法"及"三部诊法"（现很少运用）。但历来普遍选用的诊脉部位是由《难经》提倡、晋代王叔和推广应用的"寸口诊法"，即切按病人桡动脉腕后表浅部位。

寸口又分寸、关、尺三部（见图5.3），掌后高骨（桡骨茎突）的部位称为"关"，关前（远侧）称为"寸"，关后（近侧）称为"尺"，两手各有寸、关、尺三部，共称为六脉。它们所分候的脏腑是：右寸候肺，右关候脾胃，右尺候肾（命门）；左寸候心，左关候肝，左尺候肾。这在临床上有一定的参考意义，但须灵活掌握，决不能机械硬套。

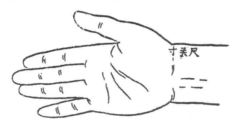

图 5.3　诊脉图示意

切脉部位"寸口"为手太阴肺经循行之处，五脏六腑之气皆会聚于此。所以，人体某一脏腑的病变，必然会影响经脉的气血，其盛衰虚实的情况可以从"寸口"部位反映出来，故诊察"寸口"部位脉象的变化，不仅可以直接帮助检查心血管疾患，而且能了解病人全身的功能状态。

（二）脉诊的方法

1. 时间

切脉时一般要求病人和医生在比较安静的情况下进行，如果患者刚经过较大的活动，应先让病人休息片刻然后诊脉。切脉者必须呼吸均匀，态度认真，要仔细，把注意力集中于指下，每次按脉时一侧要超过五十次搏动，时间不能少于一分钟。

2. 体位

病人应正坐或正卧，平臂（要求腕部置于心脏同一水平），直腕，仰掌，以使血流畅通。

3. 布指

切脉时医生用手指末端以候取病人的脉搏跳动情况，先以中指定关部，再以食指按寸部、无名指按尺部。布指的疏密要与病员的身长相适应。病员身材高大，布指宜疏；身材矮小，布指宜密；小儿可用一指（多用拇指）按脉，而不细分三部。三岁以下小儿用望指纹代替切脉。

4. 指力

切脉时常用三种指力以体察脉象，开始手轻按在皮肤上为"浮取"，又称"举"；然后用中等度指力按在肌肉上为"中取"，又称"按"；再用重力，按至筋骨为"沉取"，又称"寻"。根据临床的需要，可用举、按、寻或相反的顺序反复触按。

5. 总按与单诊

三个指头同时切脉，称为总按，一般多用此法；三指分别切脉，即切过寸部后再切关部、尺部称为单诊。寸、关、尺三部，每部有浮、中、沉三候，合称为三部九候。

诊脉时着重辨别脉搏的深浅部位（浮、沉）、次数快慢（迟、数）、气势强弱（有力、无力）、形态特点（粗细、软硬）和节律的变化（整齐与否，有无歇止），以鉴别疾病的表里、寒热、虚实。

（三）脉诊的临床意义

人体气血的运行，和脏腑功能活动的关系十分密切，脉诊对于诊断病情有重要的意义，是前人经过长期的临床实践，所积累下来的宝贵经验。

1. 反映正气的盛衰

如脉来有力，为脏腑气血旺盛；脉来无力，为脏腑气血不足。

2. 分辨病变的部位

如脉浮，多是病邪在表；脉沉，多是病邪在里；脉弦，多与肝病有关等。

3. 区别病邪的性质

如脉数，多为热邪；脉迟，多为寒邪；脉滑，多有痰食积滞等。

脉诊是诊断疾病的方法之一，但不能把它孤立地作为唯一的诊断方法，必须配合望、闻、问所获得的材料，综合分析归纳，才能作出正确诊断。在临床上有脉证相应的，但也有不相应的，故应根据具体情况，"脉证合参""舍脉从证"或"舍证从脉"。

（四）正常脉象

健康人的脉象称为正常脉象，又称平脉、缓脉。

正常脉象的基本形象是：三部有脉，不浮不沉，中取可得；不快不慢，或一息（一呼一吸为一息）四至，或每分钟 60～80 次；不大不小，不软不硬，和缓有力，节律均匀。

但因年龄差异、体质胖瘦、血管位置、生理变化以及气候冷热等不同而正常脉象也有差别。如小儿脉多数，胖人脉稍沉，孕妇脉多滑，夏季脉稍洪，运动员脉多迟缓等都不属病态。还有重体力劳动、剧烈运动、长途步行、饮酒以及情绪激动后脉多数，饥饿时脉来较弱。但这都是暂时性的波动，经休息和饮食后，脉象可恢复正常。

此外，有人的脉不见寸口部，而从尺部斜向虎口的名"斜飞脉"，或脉见于关后的名"反关脉"，均是桡动脉位置异常所致，也不属病脉范畴。

（五）异常脉象

1. 浮脉

脉象：轻按即得，重按稍弱。特点是脉搏显现部位表浅。

主证：表证。浮而有力为表实，无力为表虚。

分析：浮脉主表，反映病在经络肌表的部位。外邪侵袭肌表，卫阳与外邪相争，脉气鼓搏于外，所以脉浮而有力；若浮而无力，表明正气衰虚，祛邪力弱，或感受风邪，营卫不和，所以脉浮无力。但也有久病体虚脉浮大无力，多是正气虚弱，虚阳外越的重症，不可误作外感论治。

2. 沉脉

脉象：轻按不明显，重按才清楚，特点是脉象显现部位深沉。

主证：里证。有力为里实，无力为里虚。

分析：病邪在里，气血内困，则脉见沉象。若因病邪内郁，正邪相搏于里，则脉沉而有力；若脏腑虚弱，气血不充，脉气鼓动乏力，则脉沉而无力。

3. 迟脉

脉象：一息脉搏在 3 次以下。特点是单位时间（每分钟）较正常脉搏次数少，每分钟在 60 次以下。

主证：寒证。有力为寒实，无力为虚寒。

分析：寒邪凝滞，使气血运行缓慢，故脉见迟而有力；阳气虚弱，无力推动血脉正常运行，故脉见迟而无力。

4. 数脉

脉象：一息脉来五至以上。特点是单位时间（每分钟）较正常脉搏次数多，每分钟在 90 次以上。

主证：热证。有力为实热，无力为虚热。

分析：邪热鼓动，脉行加速，故脉见数。实热偏盛，必数而有力；久病阴虚，虚热内生，其脉也数，但脉必细数无力。

5. 虚脉

脉象：三部脉轻按无力，重按空虚。又为无力脉象的总称。其特点为气势虚弱。

主证：虚证。

分析：脏腑气血亏虚，血虚不能运行，气虚不能行血，故脉来无力，重按空虚。

6. 实脉

脉象：三部脉轻按重按皆有力。又为有力脉象的总称。其特点为气势强盛。

主证：实证。

分析：正邪交争，邪气实，正气盛，脉道充实，搏动有力，故显实脉。

7. 滑脉

脉象：脉来流利，应指圆滑，如有圆珠滚盘之感。

主证：痰、食滞，实热。

分析：痰、食内滞，邪气壅盛（包括实热），气实血涌，往来流利，多见滑脉。孕妇因气血涌盛，也可见滑脉。

8. 涩脉

脉象：脉来艰涩不畅，有如轻刀刮竹之感。

主证：有力为气滞、血瘀；无力为精伤、血少。

分析：气滞或血瘀，都使血脉受阻，故血脉艰涩不畅，但因正气未伤，故脉涩而有力；精伤血少，使脉管无以充盈，血流也随之艰涩，但因正气已伤，故涩而无力。

9. 紧脉

脉象：脉来绷急有力，如拧绳索。

主证：寒证，痛证。

分析：寒主收引，寒邪与正气相搏，可致脉道紧张而见脉象绷紧，左右弹指；痛证多因寒邪所致，所以也多见紧脉。

10. 缓脉

脉象：一息四至，脉来弛缓，来去有怠慢之态。

主证：湿证，伤风。

分析：湿性黏滞，气血被湿所困，运行怠慢，如见缓脉。风性疏泄，汗液外出，脉气松懈，也呈现缓脉。在久病之人，脉转和缓，则为正气恢复之征。

若脉搏从容不迫，均匀和缓，也称缓脉，是健康人的脉象。

11. 弦脉

脉象：硬直有力，如按琴弦。特点是寸、关、尺三部脉波连成一气，按时指下有弦劲的感觉。

主证：肝胆病，痛证，痰饮，疟疾。

分析：肝胆病时，肝的疏泄功能障碍，故脉气劲急，呈现弦脉。痛证、痰饮可致气机不畅，也可出现弦脉。疟疾为病在半表半里正邪交争，可使脉气劲急，故可见弦脉。

12. 细脉（又称小脉）

脉象：脉细如线，应指明显，特点是脉窄，且波动小。

主证：诸虚劳损，以阴血虚为主，又主湿。

分析：诸虚劳损，阴血亏虚，不足以充盈脉管，故见细脉。湿邪阻滞脉道，致脉道狭窄，亦可见细脉。

13. 濡脉（又称软脉）

脉象：浮细而软。

主证：多主湿证。

分析：湿邪黏滞。湿邪在表，壅遏脉道，气血被困，故脉浮细而软。

14. 弱脉

脉象：沉细无力。

主证：气血不足。

分析：血虚脉道不充，气弱鼓动无力，故脉细弱无力。

15. 微脉

脉象：极细极软，似有似无，按之欲绝，至数不清。

主证：阳气衰微，脏腑气血虚极。

分析：阳衰气微，无以鼓动，故脉极为细钦无力；脏腑气血虚极，血少无以充脉，故脉形难见。常见于心肾阳衰及暴脱病人。

16. 伏脉

脉象：重按推筋着骨始得，甚至暂时伏而不见。

主证：邪闭，厥证，痛极。

分析：邪气内伏，气机闭塞，正气不能宣通，所以脉潜伏不显。

17. 洪脉

脉象：脉大充实有力，脉来如波涛汹涌，来盛去衰，特点是脉阔，且波动大。

主证：热盛。

分析：内热充斥，血流量增加，脉管扩大，脉来汹涌有余，而去势衰减，便是洪脉。

18. 芤脉

脉象：浮大中空，如按葱管。

主证：失血，伤精。

分析：精血大伤，阳气无所依附，浮越于外而脉浮大，内无充盛之物而脉中空，故脉现芤象。

19. 动脉

脉象：脉形如豆，厥厥动摇而见关上。特点是流利、短小、频率快。

主证：主痛，惊。

分析：卒惊暴痛，而致气血逆乱，所以脉见一部（关部）厥厥动摇。

20. 促脉

脉象：脉来急数，时而一止，止无定数（停跳无规律）。

主证：心气衰微，或阳盛实热以及血、气、痰、食停滞。

分析：心气衰微，全身气血供给不足，则脉搏动急数无力，且脉气不相连续，故促而无力。若阳盛实热而阴不和，或血气、痰、食停滞，为有形之邪阻遏脉道，则见脉促而有力。

21. 结代脉

脉象：脉来缓慢，停跳无规律为结脉，停跳有规律为代脉。

主证：心气衰弱，或气滞、血瘀、痰壅、风湿等。

分析：心主血脉，心气衰弱，血行缓慢，脉气不相连续，或风湿损伤心气，多呈现脉结代无力。气滞、血瘀、痰壅、阻滞脉道，使气血运行不畅，多见脉结代而有力。

（六）相兼脉与主病

临床上脉象往往不是单一出现，而是数种脉同时出现，称为相兼脉或叫"复合脉"。这是因为病人的正气有盛衰不同，致病因素可以两种以上相互兼夹影响机体，病变的部位和性质也不断变化，所以有两种或两种以上脉象相兼的征象。此外某些脉象本身就有相兼的情况，如动脉为滑、短、数的综合；濡脉为浮、细脉的综合而又柔软。相兼脉的主病，一般都是各脉主病的综合。如浮数，浮为表，数为热，合起来即主表热；又如沉滑数，沉为里，滑为痰，数为热，合起来即主里有痰热。余可类推。

临床常见相兼脉与主病归纳如下（见表5.1）

表5.1　临床常见相兼脉与主病

脉　名	主　病
浮　紧	表寒
浮　缓	伤风
浮　数	表热或风热
浮　滑	风痰，表证挟痰湿，痰热结胸
沉　迟	里寒
沉　紧	里寒，痛证
弦　迟	寒滞肝脉
弦　紧	寒痛
沉　数	里热
洪　数	气分热盛
弦　数	肝火
沉　滑	肝火挟痰，食积
沉　弦	肝郁气滞，痛证
沉　涩	血瘀
沉　细	里虚，气血虚
沉细数	阴虚内热
弦　细	肝肾阴虚，肝血不足
细　涩	血虚夹瘀
弦　缓	肝脾同病

（七）有关脉象的鉴别

1. 弦与紧

弦脉与紧脉都是有力的脉象。弦脉的特点是脉形长直，如按琴弦，似有直上直下之感。而紧脉则有所不同，其特点是脉势绷急，如拧绳索，似有左右搏动感。

2. 虚、弱、微

虚脉、弱脉、微脉都是无力的脉象。虚脉的特点，是轻按有脉而无力，重按时感到空虚，脉象不一定很细。弱脉轻取全无，脉现沉细无力。微脉不一定沉，但极细极软，似有似无，至数不清。

3. 缓与濡

缓脉与濡脉在临床上都主湿病。缓脉的特点是脉搏的次数稍慢，脉来弦缓无力，并无浮象，也不一定细。而濡脉则浮细而柔软。

4. 滑与洪

滑脉与洪脉，都是气血涌盛所表现的脉象。滑脉的特点，是往来流利，应指圆滑。而洪脉不一有流利之感，其特点是波动大，脉阔如波涛汹涌，来盛去衰。

5. 滑与数

数脉主要是脉跳的次数快，一息脉来五至以上。而滑脉则有脉来流利，如盘滚珠的特点。

6. 浮与芤

浮脉与芤脉轻按均有，浮脉重按稍减而不空，而芤脉是中空边实，如按葱管一样。

7. 沉与伏

沉伏两脉显现的部位较深，均要重按才得。沉脉一般要重按至筋骨才能得到。而伏脉较沉脉还要深沉，要推筋着骨始得，甚则暂时伏而不见。

附一：怪脉

怪脉又称败脉、死脉、真脏脉，这种脉是以取类比象的方法来形容的，多是脏腑衰竭，气血逆乱所导致，临床上多见于垂危病人。此时必须结合病情，认真及时地全力进行抢救。

1. 釜沸脉

脉在皮肤，浮数之极，至数不清，如釜沸中空，绝无根脚。此因三阳热极、阴竭之象。

2. 屋漏脉

脉在筋肉之间，如屋漏之状，良久一滴，溅起无力。此为胃气将绝，营卫不通之候，故脉气衰竭欲停。

3. 雀啄脉

脉在筋肉间，连连急数，三五不调，止而复作，如雀啄食。此为脾气欲绝的危象。

4. 鱼翔脉

脉在皮肤，头定而尾摇，似有似无，如鱼翔的状态。此为三阴寒极、亡阳之脉。

5. 弹石脉

脉在筋肉之下，如指弹石，硬乱无规律。此仍肾气竭绝。

6. 解索脉

脉在筋肉之间，乍疏乍密，散乱无序，如解乱绳之状。此为肾与命门之气皆亡之象。

附二：二十八脉分类简表

表5.2　二十八脉分类

脉纲	共同特点	脉名	相　类　脉	
			脉　　象	主　　证
浮脉类	轻取即得	浮	轻按即得，重按稍弱	表证
		洪	脉来如波涛汹涌，来盛去衰	热证
		濡	浮细而软	湿证
		散	浮散无根	元气离散，脏腑之气将绝
		芤	浮大中空，如按葱管	失血，伤精
		革	浮而搏指，中空外坚	精血虚寒
沉脉类	重按始得	沉	轻按不显，重按才清楚	里证
		伏	重按推筋着骨始得	邪闭，厥证，痛极
		弱	沉细无力	气血不足
		牢	沉按实大弦长	阴寒内实，疝气癥瘕

脉纲	共同特点	相 类 脉		
		脉名	脉 象	主 证
迟脉类	一息不足四至	迟	一息脉来不足四至	寒证
		缓	一息四至，脉来弛缓无力	湿证
		涩	往来艰涩，迟钝不畅，如轻刀刮竹	气滞，血瘀，伤精，血少
		结代	脉来缓慢调无规律为结脉。停跳有规律为代脉	心气衰弱，气滞血瘀，痰壅，风湿
数脉类	一息五至以上	数	一息五至以上	热证
		促	脉来急数停跳无规律	心气衰弱，阳盛实热，血气痰食停滞
		疾	脉来疾急，一息七、八至	阳极阴竭，元气将脱
		动	脉短如豆，滑数有力	痛，惊
虚脉类	应指无力	虚	三部脉轻按无力，重按空虚	虚证
		细	脉细如线	诸虚劳损，以阴血虚为主，又主湿证
		微	极细而软、似有似无，至数不清	阴阳气血诸虚，以阳虚危症多见
		短	首尾俱短，不及本位	有力主气郁，无力主气损
实脉类	应指有力	实	三部脉轻按，重按皆有力	实证
		滑	脉来流利，应指圆滑	痰、食滞，实热
		紧	脉来绷紧有力，如拧绳状	寒证，痛证
		长	首尾超过本位	阳气有余，热证
		弦	硬直有力，如按琴弦	肝胆病，痛证，痰饮，疟疾

附三：脉象现代研究资料简介

　　有人用脉搏描记器初步描出了 15 种不同的脉象。描记所得与切脉所得基本一致。如浮脉是在不施加外压的情况下即可描得明显的曲线，施加外压时（相当切脉时重按）脉波反而减低；沉脉则相反，不加外压时描不出波形，要加相当外压才能描出曲线。洪脉曲线的特点是波幅特别高，出波陡直上升，很快下降，这相当于洪脉的来盛去衰。弦脉的特点是主波上升之后，延续一个短时间才开始下降，故主波顶点是平坦的，相当于切脉时指下如按拉开的弓弦。其他如迟脉、数脉、滑脉、涩脉、紧脉、细脉、大脉等均可在描记器上反映出各自不同的特点。

近来对脉象产生的原理做了一些研究，也积累了一些资料。脉象是由脉搏的速率、节律、强度、位置和形态等组成，与心逼血量、心瓣膜功能、血压的高低、血管内血液的质和量以及末梢血管的功能状态等有关。浮脉的形成可能与心搏排血量增加，血管弹性阻力降低有关。沉脉的形成，可能与心搏排血量降低或正常，周围血管收缩，血管弹性阻力增加有关，在心电图上可见电压降低。迟脉在心电图的表现为窦性心动过缓，可由于迷走神经兴奋性增高，房室传导阻滞，房室结性心律等引起。数脉在心电图上可见窦性心动过速，其形成主要有两种情况：由于感染等因素，致血压下降，引起窦性心动过速；由于心肌兴奋性增加，或心肌力量减弱，心搏代偿性增加，以维持每分输出量。虚弱脉多是心搏出量减少，血管弹性阻力降低，血压较低。实脉可能与心搏排血量和血管的弹性阻力正常或稍高有关，脉压正常。滑脉心搏排血量正常或稍高，血管弹性阻力正常，血流通畅，速度较快。涩脉可与迷走神经兴奋，心搏减慢等因素有关。洪脉的形成，可能与心搏排血量增加，周围血管扩张收缩压高、舒张压大，血流速度增快等有关。细脉可能与心搏排血量减少，周围血管收缩，血管弹性阻力增加，脉压小等因素有关。濡脉的形成，与心搏排血量减少，血管弹性阻力不高有关。弦脉大多数是心搏排出量与血管阻力均增加，与动脉硬化而致动脉紧张力高以及血压增高等因素有关（但血压增高的只占一部分），可见弦脉的形成因素比较复杂。紧脉可能与心脏排血量增高，周围血管收缩，动脉紧张度增高等因素有关。促脉或有心房纤颤，或有心动过速伴有早期收缩。结脉在心电图上可出现房性早期收缩、心房纤颤、室性早期收缩和房室传导阻滞。代脉见于期前收缩或二度房室传导阻滞所致的二联律、三联律。促、结、代脉主要是心脏本身的病变所形成，某些药物如洋地黄中毒等可引起结代脉。

二、按诊

按诊是对病人的肌肤、手足、脘腹及其他病变部位的触摸按压，以观察疾病的变化，如或热或凉，或硬或软，或拒按或喜按等，从而推断疾病的部位和性质。

按诊时医生的手要温暖，用力要适当，注意力要集中，并要注意病人的保暖。

（一）按肌肤

主要是观察肌肤的温度、润燥、肿胀等。

按肌肤冷暖可以辨别邪正的盛衰及病位的浅深，凡热邪盛的身多热，阳气衰的身多凉。又凡身热在皮肤部分，初按热重，久按则热转轻的是热在表；若久按其热更甚，热从内向外蒸发的是热在里。

按触肌肤，可察皮肤的润燥，从而知道病人有汗无汗和津液是否受损。如皮肤柔润的，多是津液未伤；枯燥或甲错的，多属津液已伤，或有瘀血；肌肤肿而发亮，按之凹陷不起为水肿；若皮肤绷紧，按之即起无痕多属气胀。

此外，在外科方面，如肌肤之疮疡肿痛拒按的，多属阳证；平坦按之而疼痛较轻的，多属阴证。按之固定，坚硬而热或热不甚为无脓；按之边硬顶软而热甚的，多为有脓。轻按便痛的为脓在浅表；重按方痛的，为脓在深部。按乏陷而不起，为脓未成；按之有波动感的为脓已成。

（二）按手足

病人手足的温凉，可判断阳气的盛衰。如泄泻的病人，手足温暖为阳气未衰，病情较轻；手足寒冷的多为脾肾阳虚，病情较重。又手背热盛的多为外感；手心热盛的多属阴虚内热，在小儿也可能为伤食。小儿高热，指尖冷，要预防抽搐。

（三）按脘腹

按脘腹主要检查脘腹有无压痛及包块。病人感觉脘腹疼痛，按压反觉舒服，局部柔软的，多属虚证或气滞疼痛；如按之局部坚硬疼痛加剧，甚至拒按者，多属实证或瘀血疼痛。

病人反映腹部有包块，检查按之有形，痛有定处，这种肿块为癥为积。如按之可散，痛无定处，聚散不定，临床上称为聚或瘕。

（四）按俞穴

祖国医学认为脏腑的疾病可反映到体表某些穴位，故某些穴位有压痛以及某些过敏反应时，有助于脏腑的诊断，例如：胃痛时胃俞、脾俞有压痛感，黄疸病人肝俞、胆俞有压痛感，阑尾炎的病人阑尾穴有压痛感，等等。

小　结

诊法是诊察疾病，收集病情资料的方法。诊法包括望、闻、问、切四诊。问诊是通过询问以收集起病、病情经过、自觉症状等有关的病情资料；望诊是观察病人的神、色、形态、五官、皮肤、舌、指纹等全身和局部可能产生的病理变化；闻诊是听病人声音和嗅气味的异常反映；切脉主要包括切脉和局部的触诊。

诊法是中医诊断学的重要组成部分，又是为临床辨证服务的。四诊收集病情资料的全面、真实程度往往直接影响着辨证的准确性。因此，按照中医理论认识疾病的规律，从望、闻、问、切四个方面收集完整的病情资料，是进行辨证施治的必要前提。

学习诊法，首先掌握中医从哪些方面收集病情资料，在各个方面可能出现哪些病理反应以及有关常见证候的鉴别，同时应注意每个病理征象产生的机理，从而为诊断和辨证打下基础。

附：病历记录

病历，历代称为"医案""病案""诊籍"，是临床写实的记载。它要求把病人的详细病情、既往史、个人史、家族史、辨证治疗过程以及病的结果如实地记录下来。病历记录不仅是复诊、转诊和病案讨论的资料，也是疾病统计和临床研究的重要资料。

一、病历的内容和要求

根据中医诊断的精神，病历的主要内容，应以四诊、辨证、立法、处方等为重点部分。

"四诊"部分，应把望、闻、问、切所得的资料系统地、重点地、如实地记录下来，力求避免不分主次、烦琐地罗列症状。问诊的内容主要记载在病历式样中的"主诉""现病史""既往史""个人史"和"家族史"等栏内，望、闻、问、切诊的内容主要记载在"检查"栏内。

"辨证"部分，主要记述根据四诊资料分析、归纳出的病机，包括病因、病变性质和部位等内容。门诊病历的"辨证"栏内可用一两句话加以概括，住院病历的"辨证"栏内则应作较为细致的辨证分析。但总的都要求简练、概括、中肯，避免草率和空谈理论。"诊断"栏中只记载病名。

"立法"部分，是根据辨证拟定的治疗方法紧扣辨证，力求精确，文字简明。

"处方"部分，根据立法确定处方。包括药物治疗的方名、药味、药量、煎法、服法，以及针灸、按摩治疗的穴位、手法等。

病历式样中各栏书写的要求，可参照下文"四、病历记录的式样"。

二、记录病历的注意事项

1. 真实

填写病历，必须根据客观病情如实记录，不主观、不夸张、不遗漏，要求真实、详细。不能任意涂抹、篡改、添注。

2. 明确

各项记载要求切实扼要，力求文字简洁、条理分明，使人一目了然，避免含混不清。

3. 整洁

必须字迹清楚，行次整齐，逐日衔接，保存整洁。

三、病历的整理

统计疾病，考查疗效，进行临床研究，都要以大量病历作为原始资料。整理病历时，首先根据病名分类统计，这就可以知道病种的多少和各病种的患者数字（病例数和诊治人次）。

如果目的在于考查对某种疾病的疗效、发病规律，可将该病种的病历集中起来，加以分类整理。关于患者人数、年龄、性别、职业等方面的了解，治疗日程的长短，主要症状的消失，最后效果的考核，使用方药的比较，追踪查访的结果等等，都可依据病历进行调查研究，做出真实的、有意义的总结。

四、病历记录的式样

关于病历的格式，各地有不同，可以根据所在单位具体情况确定。但基本要求应包括祖国医学四诊的内容和体现辨证施治的特点。现拟病历式样如下，供参考。

门 诊 病 历 记 录

年　　月　　日　　门诊号：　　　　科别：

姓　名　　　　性　别　　　　年　龄　　　　婚否

籍　贯　　　　职　业　　　　住址

主　诉：

现病史：

既往史：

检　查：

诊　断：

辨　证：

治　法：

处　方：

住 院 病 历 记 录

科别：　　　　　　　住院号：　　　　　　门诊号：
姓名　　　　　性别　　　年龄　　　婚否　　　籍贯
职业　　　　单位　　　　　　　详细地址
入院时间：　　　　　　　　记录日期：

主　诉：

现病史：

既往史：

个人史：

家族史：

检　查：

辨　证：

诊　断：

治　法：

处　方：

思 考 题

1. 四诊的基本内容有哪些？试举例说明其临床意义。

2. 怎样询问病情？如何掌握问诊的要点？

3. 试说明舌苔变化的基本规律及其临床意义。

4. 脉象的变化包括哪些方面？为什么脉象能反映出体内的病理变化？试说明常见病脉的脉象、主证和机理。

第六章　辨　证

　　辨证是中医认识和诊断疾病的方法。辨证的过程，即是对患者病情资料进行分析研究作出诊断的过程，也就是将望、闻、问、切四诊所搜集的症状、体征、病史等资料，运用中医理论，分析产生这些症状、体征的病因和它们之间的内在联系，判断其病变部位和病变性质，并从整体观念出发，综合分析患者机体正邪斗争的强弱盛衰和病情的发展趋势等方面的情况，从而作出明确的诊断。如病人近两天有咳嗽吐黄稠痰，口渴，咽喉肿痛，身热恶风，头痛有汗，舌苔薄黄，脉浮数等证候，运用肺主气，司呼吸，主宣发，外合皮毛和风为阳邪，其性开泄与热邪耗伤津液等理论，分析其病因为外感风热，其病变部位在肺系和皮毛，其病变性质属于热证。机体正邪斗争的情况是，疾病初起邪气盛，正气也不虚衰，呈正邪相搏之势，属于实证。综合分析，这个病人可以诊断为风热犯肺。从这可以看出辨证的"证"，是疾病发展阶段中的病因、病位、病性和正、邪斗争等方面情况的病理概括，也是对与其相适应的疾病本身所表现的各种症状体征的概括。它与疾病所反映的个别的、表面的外在现象——症状，有严格区别，两者不能混为一谈。这里还必须说明的是，中医有些病名，往往是以疾病的某个主要症状而命名的，如咳嗽、胃痛、尿血等。这些病名只反映了某些疾病突出的表面现象和大体的病变范围，不能全面地反映疾病的本质。而辨证则综合分析了疾病的各种症状加体征，概括了疾病的病因、病位、病性和病变机理，能够反映出或接近于疾病的本质，所以祖国医学特别重视辨证。

　　"通过实践而发现真理，又通过实践而证实真理和发展真理。"辨证以医疗实践为基础，又为医疗实践所检验。一般来说，有正确的辨证，才能拟订正确的治疗原则和治疗方法，疗效也就好；如果辨证不正确，就不能拟订出相应的治则和治法，疗效也就不好。遇到这种情况，应在复诊时进一步运用四诊进行调查研究，分析判断病情，修订治疗方药，才会收到应有的治疗效果。所以，四诊是辨证的前提，辨证是治疗的依据，而治疗效果又是检验辨证正确与否的标准，这三者不可分割的有机联系，形成了中医诊断和治疗疾病的基本规律——辨证论治。

中医的辨证方法很多，有八纲辨证、脏腑辨证、气血津液辨证、六经辨证、卫气营血辨证与三焦辨证等。其中的八纲辨证是概括性的辨证纲领，是从各种辨证方法的个性中概括出来的共性；脏腑辨证是以脏腑学说直接指导的，临床上运用最广泛的辨证方法；气血津液辨证是与脏腑辨证密切相关，互相补充的一种辨证方法；六经辨证、卫气营血辨证等，主要是针对外感热病的辨证方法，它们虽各有其特点和侧重面，但总不能离开脏腑与八纲辨证而单独存在。各种辨证方法都是以脏腑学说为其理论基础的。

中医的"辨证"和西医的"辨病"，虽然属于两种不同理论体系认识疾病的方法，但各有所长、各有所短。在临床上应把辨证和辨病有机地结合起来，互相取长补短，对疾病的认识才能更为全面。

第一节　八纲辨证

八纲，即阴、阳、表、里、寒、热、虚、实。它是根据四诊收集和掌握的各种病情资料，进行分析综合，以概括病变的大体类别、部位、性质以及邪正盛衰等方面的情况，从而归纳为八类基本证候。

八纲辨证是概括性的辨证纲领，因为任何一种疾病，从类别上来说，不是阴证，便是阳证；从部位来说，不是表证便是里证；从性质来说，不是寒证便是热证；从邪正盛衰来说，不是实证便是虚证。所以，尽管疾病的病理变化和临床表现极其复杂，但运用八纲辨证，可以起到执简驭繁的作用。

一、表里

表里，是用以概括和辨别病变部位和病势趋向的两个纲领。

人体的皮毛、肌腠、经络在外，属表；五脏六腑在内，属里。外表受病，多是疾病初起，一般比较轻浅；脏腑受病，多是病邪深入，一般比较深重。

（一）表证、里证

表证，是指外感六淫邪气侵犯体表所致的病变和证候；里证是指外邪入里，波及脏腑，或脏腑功能紊乱，所产生的病变和证候。表证多具有起病急，病程短，病位浅的特点。临床表现以恶寒、发热、头痛、鼻塞、舌苔薄白、脉浮等症状为主，也常常见到咳嗽、气喘等症。

里证包括的证候范围很广，就其发病的一般规律来说，归纳起来大致有以下三点：

一是表邪不解，内传入里，侵犯脏腑而成。如外感表邪不解，病情发展，出现高热、口渴喜冷饮、烦躁、谵语、大便干结、小便短赤、舌红苔黄、脉沉数等症时，说明邪已内传入里，形成了胃肠实热的里证。

二是外邪直接侵犯脏腑而发病。如腹部受凉，或过食生冷，以致寒湿邪气内伤脾胃，发生腹痛、吐泻等，形成了里寒证。

三是由情志内伤，过度劳倦，饮食不节等因素，直接影响脏腑气血的功能失调，病一开始便是里证。如郁怒伤肝，出现两胁胀痛；思虑过度伤及心脾，可见食欲不振、气短乏力、失眠、健忘等症。

从以上三种情况来看，里证的临床表现是多种多样的，但概括起来是以脏腑的证候为主。具体内容将在脏腑辨证中介绍。

辨别外感热性病的表证和里证，主要关键在于发热是否伴有恶寒，舌苔是白是黄，脉象是浮是沉。一般以发热恶寒、苔薄白、脉浮，属表证；发热不恶寒、舌红苔黄、脉沉，属里证。

（二）表里同病

表里同病，是指表证和里证同时在一个病人身上出现。如患者既有发热、恶寒、头痛、无汗等表证，同时又有腹胀、便秘、小便黄等里证的，就是表里同病。

表里同病，多见于体内原有病变而又复感外邪；或在外感疾病的过程中，部分邪气内传入里而表邪未罢；或因表邪外束，导致了体内阴阳气血的异常变化等情况。辨证时要分清表、里的先后主次、邪正盛衰等差异，才能拟定有效的治疗方法。

（三）表里出入

表里出入，是指病势"由表入里"或"由里出表"而言。但其出入转化是有条件的，主要取决于正邪双方斗争的情况。一般因机体抵抗力低，或邪气过盛，或护理不当，或失治误治等，均能导致表证转化为里证；反之，机体抵抗力强，护理治疗适当，则能促使病邪由里出表，病势减轻。如麻疹患儿，由于体质素弱，护理和治疗不当，以致疹出即没，症见热势增高、呼吸困难、烦躁不安等，这反映了疹毒内陷，病势由表入里。如果加强护理，并采取适当的治疗措施，使疹毒再现，热退喘平，则属内陷的里邪外透，病势减轻，趋向好转。了解病势的轻重进退，有助于我们掌握疾病演变的规律。

此外，还有外邪既不能完全入里，正气又不能驱邪完全出表，而界于表里之间的病变。表现有寒热往来、胸胁苦满、心烦喜呕、不欲饮食、口苦、咽干、目眩等证候，称为半表半里证（参考"六经辨证"中的少阳证）。

二、寒热

寒热是用以概括和辨别疾病性质的两个纲领。

辨别疾病性质属寒属热，是治疗时用温（热）药或凉（寒）药的依据。

（一）寒证、热证

寒证是感受寒邪或体内阳虚所产生的病变和证候；热证是感受热邪或体内阴虚所产生的病变和证候。

由于寒证与热证的性质根本相反，因此，它们所表现的征象也完全不同。临床多从综合病人面色变化、四肢冷暖、寒热、渴否、大小便及舌苔、脉象等方面加以辨别（见表6.1）。

表6.1 寒证、热证鉴别

类　　型	临　床　表　现	舌　象	脉　象
寒证	面色苍白，四肢清冷，恶寒，不渴或热饮不多，大便稀溏，小便清长	舌淡 苔白润	迟
热证	面色红赤，四肢燥热，发热，口渴喜冷饮，大便秘结，小便短赤	舌红 苔黄干	数

（二）寒热错杂

寒热错杂，是在同一个病人身上，既有寒证又有热证，寒热两证同时存在。常见有以下两种情况。

一种是单纯里证的寒热错杂，以上热下寒证为多见。例如患者既有胸脘烦热、呕吐吞酸，又有腹痛喜暖、大便稀薄等症，这是热在胃中，寒在肠中的上热下寒证。

另一种是表里同病的寒热错杂，以表寒里热证为多见。例如患者既有恶寒发热、头痛身痛无汗，又有烦躁、口渴、尿黄等症，这是寒在肌表，内有郁热的表寒里热证。对于寒热错杂的病变，要认真分清寒与热的主次、轻重、缓急，抓住主要矛盾，在治疗上恰当地予以解决。

（三）寒热转化

寒热转化，就是说在疾病的发展过程中，寒证可转化为热证，热证也可转化为寒证。例如：感受寒邪之后，开始出现恶寒较重，发热较轻，苔薄白，脉浮紧，属于表寒证。如表寒证未得到及时治疗，寒邪由表入里化热，则恶寒逐渐减轻，而出现发热较重，继而不恶寒，反恶热，口渴，苔白薄转黄，脉数等，即是由寒证转成热证。再如：高烧病人，由于大汗不止，阳从汗泄，或吐泻过度，阳随津耗，引起正气虚弱，机能衰退，出现体温突然下降，四肢厥冷，面色苍白，脉象微细，即是由热证转成寒证。

寒热证的互相转化，往往是反映邪正的进退情况。一般由寒证转化为热证，是人体正气尚盛；若由热证转化为寒证，多属正不胜邪。

（四）寒热真假

在疾病的过程中，就一般情况而言，疾病的本质与其所反映的征象是一致的，即热证见热象，寒证见寒象。但是在某些特殊情况下，也会出现疾病本质与现象不相一致的真寒假热或真热假寒的证候，即寒证见热象，热证见寒象。这种情况，大多出现在病情危重的阶段，必须细致地审察，方能透过现象抓住本质，作出正确的诊断，进行恰当的治疗。

1. 真寒假热

真寒假热是因为阴寒内盛，逼阳于外所致。其症状为身热、面色浮红、口渴、手足躁扰、脉大等，好像热证，但身热反欲盖衣被，手足躁扰而精神安静，脉大而按之无力，同时还可见到尿清、便溏、舌淡、苔白等一派寒象，这就是真寒假热证。例如有些虚寒久泻的病人到了危重阶段可能出现面色浮红、手足躁扰、脉大等假热象。

2. 真热假寒

真热假寒是由于内热过盛，阳气被郁不能外达所致。其症状为面色苍白、四肢厥冷、脉沉细等，好像寒证，但面色苍白，四肢冷反胸腹灼热，不欲盖衣被，脉沉细而按之有力，同时还可见到口燥咽干、渴喜冷饮、小便短赤、大便秘结等一派热象，这就是真热假寒证。例如某些瘟疫暴发，可能出现面色苍白、脉沉细等假寒象。

真寒假热和真热假寒证，虽然表现为类似的热象或寒象，但由于是假象，所以必然与一般寒证、热证反映的证候有所区别。只要我们认真分析，是完全可以找出其隐藏在里的真寒或真热的本质的。辨别寒热真假，一般应着重注意以下几点：①脉象的有力与无力；②舌质的淡与红，舌苔的润与燥；⑧口渴与不渴，喜冷饮与热饮；④胸腹是否温暖；⑤小便的清和黄；⑥欲不欲盖衣被等。

三、虚实

虚实是用以概括和辨别正气强弱和邪气盛衰的两个纲领。

虚是指正气虚，即机体生理功能减退，抵抗力不足；实是指邪气实，即浸入机体的外邪过盛，或脏腑的阴阳偏盛，或脏腑功能代谢障碍而导致体内停聚有形之邪（如痰饮、血瘀和食积等）。

辨别疾病属虚属实，是治疗时确定补正或祛邪的依据。

（一）虚证、实证

一般来说，虚证是指正气虚弱，邪气不盛的病变和证候；实证是指邪气盛，正气未衰的病变和证候。所以属虚属实是由邪气和正气这对矛盾相互斗争所决定的。但是实证主要取决于邪盛方面，而虚证主要取决于正虚方面。所以《素问·通评虚实论》说："邪气盛则实，精气夺则虚。"

辨别虚证实证，主要看病人形体的盛衰，精神的好坏，声音气息的强弱，痛处的喜按与拒按，以及舌苔、脉象等方面。实证多反映出有余、壅闭的征象，虚证多反映出不足、滑泄的征象（见表6.2）。

表6.2　虚证、实证鉴别

类　型	临　床　表　现	舌　象	脉　象
虚证	面色苍白，精神萎靡，形体消瘦，身倦乏力，气弱懒言，心悸气短，失眠健忘，自汗盗汗，遗精遗尿，疼痛喜按	舌质淡嫩无苔或少苔	细弱
实证	形体壮实，精神兴奋，声高气粗，胸腹胀满，疼痛拒按，大便秘结或里急后重，小便不通或艰涩	舌苔厚腻	大而有力

上表仅仅概述虚证、实证的一般临床表现。在具体辨证时，虚证应分辨出脏腑阴阳气血的虚损（如心血虚、肺气虚、脾阳虚、肾阴虚等）的病变和证候；实证宜分辨出过盛邪气影响脏腑所产生的病变（如风寒束肺、脾胃湿热等）和脏腑机能失调所产生的病变（如肝火上炎、痰饮、瘀血、食滞等）（详见"脏腑辨证"）。

（二）虚实夹杂

虚实夹杂的病证，是说在病人身上存在着正虚和邪实两个方面的病变，因而既有虚象，又有实象。一般来说，虚实夹杂病变的产生，往往有以下几种情况。

1. 体虚感受外邪

如素体气虚病人，复感风寒外邪，就会出现恶寒、发热、自汗、咳嗽少气、倦怠、舌淡、脉虚等正虚邪盛的证候。

2. 脏腑阴阳的偏盛偏衰

如肾阴不足而导致肝阳偏亢的病人，肾阴虚而见腰膝酸软、口干咽燥、舌红少苔等症；肝阳亢而见面红目赤、头痛头晕、烦躁易怒等症，这就形成了下虚上盛的病症。

3. 脏腑机能衰虚导致病理产物留聚体内

如鼓胀病人，可由于肝脾等脏腑机能失调导致血瘀气滞和水液代谢障碍，出现肝脾肿大、腹部膨隆、青筋暴露、小便不利，显现一派实象；但兼形体消瘦、饮食减少、气弱乏力，又是一派虚象，这便属于虚实夹杂证。

以上这些虚实夹杂的病症，在治疗上与单纯的虚证和实证有一定的区别，应分清虚实的主次，采取先攻后补或先补后攻，以及攻补兼施等治法。

（三）虚实转化

在疾病发展过程中，由于正气和邪气相互斗争的复杂变化，除了可能出现上述虚实夹杂的病症外，而且在一定条件下，虚证和实证还可以相互转化，实证可转化成虚证，虚证也可以转化为实证。

先出现实证，后出现虚证而实证消失，就是实证转化为虚证。多由实证失治或误治导致邪衰正伤而成。例如高烧、口渴、烦躁、脉洪大等实证，日久不愈，治疗失当，导致津气消耗而出现肌肉消瘦、面色枯白、不欲饮食、虚羸少气、脉细无力，这就是由实证转化为虚证。

先出现虚证，后出现实证而虚证消失，就是虚证转化为实证。但是由虚转实的情况，临床上比较少见，多见的是先为虚证，后转变为虚实错杂之证。

辨别虚实转化，不仅能帮助我们认识疾病的演变，而且在预防和治疗方面也有一定的指导意义。

（四）虚实真假

虚实真假，就是说还有真实假虚、真虚假实的疑似症。因此，我们在辨证时，必须认清疾病真实真虚的本质，而不为假象所迷惑。所谓

"大实有羸状，至虚有盛候"，就明确地指出了这个问题。

1. 真实假虚

如患者既有形体消瘦、肌肤甲错、不欲饮食、肢体软弱无力等症；又有舌质紫暗、月经闭止、脉沉弦有力等症，前者是假虚，后者是真实，这就是真实假虚证。

2. 真虚假实

如患者脾气衰虚，运化无力，因而出现腹部胀满而痛、脉弦等症。但腹部胀满有时减轻，不似实证之常满不减；腹痛，按之不痛或痛减；脉象虽弦，但重按则无力，这就是真虚假实证。

辨别虚实真假的关键在于脉、舌和证候之间详细审察，从中找出疾病的本质，才不致被假象所迷惑，如形体的盛衰，精神的好坏，声音气息的强弱，痛处的喜按与拒按，舌质的胖嫩与苍老，脉象的有力与无力以及新病、久病等均为辨证的要点。

四、阴阳

阴阳是概括病证类别的一对纲领，其运用范围很广，大之可概括整个病情，小之可以用于一个症状的分析。阴阳又是八纲辨证的总纲，它概括其他三对纲领，即表、热、实属阳，里、寒、虚属阴。

同时，阴阳也具体地概括了体内脏腑组织的某些病理变化及其征象，如阴虚、阳虚证。

（一）阴证、阳证

阴证是指体内阳气衰虚、寒邪凝滞的病变和征象；阳证是指体内热邪壅盛、阳气亢盛的病变和征象。即虚、寒证属于阴证的范畴，实、热证属于阳证的范畴。

但是，在临床上为了更好地进行辨证，常常根据病人症状和体征表现的特点，用阳证和阴证对病情进行归类，从而起到提纲挈领和对比鉴别的作用。一般来说，凡是表现为兴奋、躁动、亢进、明亮的征象，归属阳证；凡是表现为抑郁、沉静、衰退、晦暗的征象，归属阴证。如以病证而言，癫证抑郁痴呆属阴证，狂证狂躁谵妄属阳证；如以病色而言，黄疸色泽鲜明如橘子色者属阳黄，晦暗如烟熏不泽者属阴黄；如以脉象而言，则亢进的洪、大、浮、数等脉属阳脉，衰退的细、弱、沉、迟等脉属阴脉等。

（二）阴虚、阳虚

阴虚指阴液亏损，阳虚指阳气不足。阴虚证和阳虚证是对人体脏腑阴阳偏虚而产生的病变和证候的概括。

由于阴阳在病理方面相互消长的关系，阳虚则相对的导致阴盛；阴虚则相对的导致阳盛。所以它们除了可以表现有"虚"的证候外，阳虚还表现有寒象，阴虚还表现有热象，但与一般寒证和热证有着本质上的区别，即阳虚概括的是虚寒证，阴虚概括的是虚热证（见表6.3）。

表6.3　阴虚证、阳虚证鉴别

类　型	临　床　表　现	舌　象	脉　象
阴虚	午后潮热，两颧发赤，手足心热，心烦失眠，盗汗，咽干口燥，尿短黄，大便干结	舌红少苔	细数
阳虚	形寒肢冷，面色暗淡，神疲乏力，自汗，口不渴，尿清长，大便溏泄	舌淡苔白	弱

阴虚、阳虚与脏腑是不可分割的，也就是说，不同脏腑的阳虚、阴虚还反映有一定的证候（详见"脏腑辨证"）。

（三）亡阴、亡阳

亡阴是指由于体液大量消耗而表现出阴津衰竭的病变和证候；亡阳是指由于体内阳气严重损耗而表现阳气虚脱的病变和证候。

亡阴、亡阳证是疾病过程中的危重证候，它既可以反映在慢性疾病的最后阶段，也可以在急性病急剧变化时出现，或因治疗错误所致。一般来说，热盛之病，或阴虚之体，容易引起亡阴的病变；寒盛之病，或阳虚之体，容易引起亡阳的病变。大量出血或吐泻过度多引起亡阴的病变；大汗出则多引起亡阳的病变。但由于阴阳互根的关系，亡阴则阳气必无所依而散越；亡阳则阴液必无以化生而耗竭。所以亡阴可迅速导致亡阳；亡阳之后亦往往出现亡阴，只不过是先后主次的不同而已。因此，在临床上应分别亡阴、亡阳的主次矛盾，及时正确地进行抢救。表6.4 为亡阴、亡阳一般常见的证候。

表6.4　亡阴证、亡阳证鉴别

类　型	临　床　表　现	舌　象	脉　象
亡阴	汗出而黏，呼吸短促，身畏热，手足温，躁妄不安，渴喜冷饮，或面色潮热	舌红而干	细数无力
亡阳	汗冷如珠，呼吸气微，身畏寒，四肢厥冷，精神萎钝，面色苍白，喜热饮	舌淡而润	脉微欲绝

五、八纲之间的相互联系

八纲在运用于疾病的辨证过程中，虽然每一纲都包含有一定的内容，概括一定的证候，但它们之间又是密切联系着的。如辨别表里必须与寒热虚实相联系，辨别寒热又必须与虚实表里相联系，辨别虚实又必须与表里寒热相联系。因为表证有表寒、表热、表虚、表实之别，还有表热里寒、表寒里热、表虚里实、表实里虚等错综复杂的变化。表证如此，其他里证、寒证、热证、虚证、实证也是如此。所以我们在运用八纲辨证时，不仅要了解每一纲所概括的特定内容和证候，同时必须掌握它们之间相互联系而产生的综合病变与证候。这里仅以表里与寒热虚实联系所反映的综合证候，详见表6.5。

表6.5　表证、里证的寒热虚实鉴别

纲　领		症　状	舌　苔	脉　象
表	寒	恶寒发热，无汗，头痛，骨节疼痛，不渴	苔薄白	浮紧
	热	发热不恶寒，或微恶寒，微汗，口渴，尿黄	苔薄黄	浮数
	虚	发热，恶风，自汗，鼻塞	舌淡	浮缓
	实	一般指表寒证，以无汗为其特点	苔薄白	浮紧
里	寒	形寒肢冷，面色苍白，口不渴或微渴喜热饮，痰稀白，尿清，便溏	苔白滑	沉迟
	热	壮热面赤，心烦口渴，喜冷饮，痰黄稠，尿短赤，大便干	舌红苔黄	沉数
	虚	气弱懒言，食减倦怠，头昏心慌	舌淡嫩苔薄白	沉弱
	实	胸腹胀满，疼痛拒按，大便秘结	苔黄腻	沉实

第二节　气、血、津液辨证

根据临床收集的病情资料，联系气、血、津液生理功能的特点，结合八纲分析，找出气血津液病变规律的方法，称为气、血、津液辨证。

由于在生理上气、血、津液既是脏腑功能活动的产物，又是脏腑功能活动的物质基础，相互之间有着不可分割的密切联系。所以在病理上，脏腑病变可以反映于气血津液的变化，而气血津液的病变也往往是与一定的脏腑密切联系的。因此，学习气、血、津液辨证，掌握气、血、津液病变及其一般规律，也就能为进一步学习脏腑辨证中的有关内容打下基础。

一、气的病证

气的病证很多，一般可概括为气虚、气陷、气滞和气逆四个方面。

（一）气虚

〔证候〕少气懒言，疲倦无力，自汗，活动时诸症加重，舌淡苔少，脉虚无力。

〔分析〕常见于某些慢性病人，年老体弱，或急性病的恢复期。多因元气不足，脏腑机能衰退，抗御病邪能力降低，故出现少气懒言、疲倦乏力；卫气虚弱，失其固表能力，津液外泄，故自汗出；由于动则气耗，故活动时诸症加重；舌淡苔少、脉虚无力，均为气虚之象。在临床上，由于各个内脏的机能不同，所表现的气虚症状，除上述的共同证候外，又有它各自不同的特点，详见"脏腑辨证"。

（二）气陷

〔证候〕头目昏花，少气倦怠，腹部有坠胀感，脱肛，或子宫脱垂等，舌淡苔白，脉弱。

〔分析〕气陷一般由脾气不升，清阳下陷所致。清阳不升，浊气上扰清窍，故头目昏花；脾气下陷，升举无力，故出现腹部坠胀，脱肛，子宫或胃等内脏下垂；少气倦怠，舌淡苔白，脉弱，均为气虚之象。

（三）气滞

〔证候〕闷胀，疼痛。

〔分析〕气滞常由情志不畅，饮食失调，感受外邪，或用力努伤、闪挫等因素引起。由于气机运行不畅，使某一部位产生阻滞，故引起局部闷胀、疼痛。由于引起气滞的病因和发生病变的脏腑不同，所以气滞的证候除了上述的共同症状外，又有各自不同的证候特点，详见"脏腑辨证"。

（四）气逆

气逆是指气上逆不顺的意思。多指肺胃之气上逆以及肝气升发太过和肾不纳气的病理变化。

〔证候〕肺气上逆的主要症候为咳嗽喘息；胃气上逆，则见呃逆，嗳气，呕吐，反胃；肝气升发太过，出现头痛，眩晕，晕倒，吐血；肾不纳气，表现为呼多吸少，动则气喘等症。

〔分析〕肺气上逆多因感受外邪或痰浊壅肺，使肺气不得宣降，故上逆而出现咳喘；胃寒积饮，或痰、食阻滞气机，或外邪侵犯胃腑，胃失和降，则致胃气上逆，故出现呃逆、嗳气、呕吐、反胃；郁怒伤肝，升发太过，气火上逆，故出现头痛、眩晕、晕倒、吐血；大病久病之后，或房事不节，损伤肾气，气失摄纳，故呼多吸少，动则气喘。

二、血的病证

临床上的病证，概括起来主要有血虚、血瘀、血热、出血四个方面。

（一）血虚

〔证候〕面色苍白或萎黄，唇色淡白，头晕眼花，心悸失眠，手足发麻，舌质淡，脉细无力。

〔分析〕血虚常由失血过多，或脾胃虚弱、生化不足等原因引起。

血不能滋养头目，上荣于面，故头晕眼花、面色苍白或萎黄、唇色淡白；心失去血的濡养，故心悸失眠、手足发麻；舌淡、脉细无力，均为血虚之象。

（二）血瘀

血瘀病证，已见前面"病因与病理""瘀血"部分，这里不再赘述。

（三）血热

〔证候〕心烦或躁扰发狂，口干不欲饮，身热以夜间为甚，脉细数，舌红绛；血热甚者可发生各种出血疾患。

〔分析〕血热是指血分有热或热邪侵犯血分的病变。多由外感热邪，肝郁化火等引起。心主血，血热炽盛，扰乱心神，故见心烦，甚则躁扰发狂；热在血分，血属阴，阴血被耗，故口干不欲饮，身热以夜间为甚；脉细数，舌红绛均为热邪耗血之象。热为阳邪，易伤脉络，迫血妄行，故可出现衄血、吐血、尿血等出血疾患。

（四）出血

〔证候〕血热出血者，血色鲜红，并见心烦，舌色红绛，脉细数；脾虚不能摄血者，血色多淡而持续不止，舌质淡，脉细弱无力；血瘀出血者，血色紫暗成块，常伴有刺痛，舌色暗紫或有瘀斑，脉涩；外伤出血者，一般原因比较明确，症状比较单纯，临床多容易诊断。

〔分析〕血热出血是因热能加速血行，灼伤络脉，迫血妄行所致。血为热灼，故血色鲜红；心烦、舌色红、脉细数等症，均为血热之象。脾气虚弱，一方面失去统摄之权，另一方面气血化生来源减少，故出血色淡且持续不止；舌质淡、脉细弱无力，是气虚血亏之象。瘀血内积出血，是由于瘀血阻滞脉络，使新血不能归经，故血液外溢，色紫成块；刺痛、舌质紫暗或有瘀斑，脉涩，均为瘀血征象。

三、津液的病证

津液的病变一般可概括为津液不足与水液内停两种情况。

（一）津液不足

〔证候〕口渴咽干，唇燥舌干，皮肤干燥，甚或干瘪，或小便短少，大便干结，脉多细数。

〔分析〕津液不足多因大汗、失血、呕吐、泄泻、多尿以及燥热灼伤津液所致。由于津液不足，则敷布口、唇、皮肤肌腠的津液减少，故见口渴、咽干、唇燥舌干、皮肤干燥甚或干瘪。津液不足，则膀胱贮藏津液减少，故小便短少；津液不足，大肠失去正常濡润，故大便干结。脉细数也为津液不足之象。

（二）水液内停

水液内停病证，已见前面"病因与病理""痰饮"部分，这里不再赘述。

第三节　脏腑辨证

脏腑辨证是中医辨证方法中的一个重要组成部分。脏腑辨证是运用脏腑的生理病理等理论，对四诊所收集的临床症状体征进行分析归纳，以明辨疾病的具体病位（脏腑、组织、器官）、病因、性质和正邪斗争情况的一种辨证方法。

中医的辨证方法虽然多种多样，但明辨疾病的具体病变部位和病理变化过程，最后都落实在脏腑和所属组织器官的功能失调上面。所以脏腑辨证是中医辨证方法中的重要组成部分。在临床应用上，脏腑辨证往往是和八纲、病因、气血津液等辨证方法紧密结合的。如心火炽盛，有心中烦热、失眠、口舌糜烂疼痛、口渴、舌红、脉数等症状，用八纲辨证分析是属于里实热证，用病因辨证分析属于火热为患，用津液辨证分析，火热耗津则口渴舌红，用脏腑辨证分析归纳，其病变机理是心火炽盛。明确地概括了疾病的病位（脏腑）、病因、性质和正邪斗争情况，反映出或接近于疾病的本质，为治疗上的立法、处方、用药提供了可靠依据。

脏腑辨证是复杂的，在病变过程中脏腑之间是互相影响的，临床上既有一个脏腑的病变，也有两个或多个脏腑合病的病理变化，都是我们要认真学习、必须掌握的。

一、心与小肠病辨证

心的生理功能是主血脉和神明、开窍于舌等。因此心的病理变化多表现在血液运行障碍和神志活动的异常。心病虚证，有心气虚、心阳虚、心血虚、心阴虚；实证有心火炽盛、心血瘀阻、痰火扰心、痰迷心窍等证型。

小肠的生理功能是主化物和分清泌浊，所以小肠的病理变化多反映在消化功能障碍和清浊不分等方面。小肠虚证主要是小肠虚寒，实证主要有小肠实热和小肠气痛等。

（一）心病常见证型

1. 虚证

（1）心气虚、心阳虚、心阳虚脱

〔证候〕心气虚和心阳虚临床上都可以出现心悸，气短，活动时加重，自汗，脉细弱或结代。若兼见面色㿠白，体倦乏力，舌淡苔白，称之为心气虚；若兼见形寒肢冷，心胸憋闷，面色苍白，舌淡或紫暗，称之为心阳虚；若兼见大汗淋漓，四肢厥冷，口唇青紫，呼吸微弱，脉微欲绝，神志模糊，甚至晕厥昏迷，称之为心阳虚脱。

〔分析〕心气虚与心阳虚，往往由老年脏气日衰，或风湿损伤心气，或汗下太过以及其他疾病的转变等原因而形成。心主血脉，气为血帅。心气不足或心阳不振，鼓动力弱，气血不能正常运行，以致勉力鼓动，故心悸、气短、活动时加重；阳气虚不敛心液，故自汗；心气（阳）虚弱，气血不足，或脉气不相连续，故见脉细弱或结代；心气虚，则气血运行不利，不能上荣，故见面色㿠白、舌淡等症。心阳虚弱，不能温煦周身故见形寒肢冷；心阳虚弱，胸阳不振，则阴寒内盛，气血运行不畅，甚至凝涩于脉道，故见心胸憋闷、舌质紫暗。心阳虚极，浮阳外越，阳不系阴，阴液随浮阳外泄，故大汗淋漓；心阳衰微欲脱，阴寒凝滞，心脏鼓动微弱，气血运行严重障碍，故口唇青紫、呼吸微弱、脉微欲绝；阳气不能达于四肢，则四肢厥冷；心阳衰微，神无所主，故见神志模糊，重则晕厥昏迷。

〔治法和方剂举例〕补心气，温心阳，回阳固脱。补心气可用养心汤[1]加减；温心阳可用桂枝甘草汤[2]加味；回阳固脱可用参附汤[3]加味。

上述证型可见于神经官能症，心力衰竭、心绞痛、心律不齐，休克等病。

（2）心血虚、心阴虚

〔证候〕心血虚和心阴虚临床上都可以出现心悸，失眠，多梦，健忘；若兼见面色无华，眩晕，唇舌色淡，脉细称之为心血虚；若兼见心烦，手足心热，潮热，盗汗，舌红少津，脉细数称之为心阴虚。

〔分析〕本证多因体质素虚，病后虚弱，失血，或风湿所伤，或精神刺激耗伤心血、心阴所致。心主血、藏神。心阴（血）不足，心失所养，心神不藏，故见心悸、健忘、失眠、多梦等症；心血虚不能上荣于面，故见面色不华、唇舌色淡；不能上荣于脑，则见眩晕；血虚不能充盈于脉，故见脉细弱。心阴虚则心阳偏亢，虚火（热）内扰故见心烦、手足心热、潮热、盗汗、口干、舌红少津等症；脉细数为阴虚内热之象。

〔治法和方剂举例〕补心血，养心阴，安心神。补血安神多用四物汤[4]加减，养阴安神多用补心丹[5]加减。

上述证型可见于神经官能症，风湿性心脏病，心律不齐，贫血等病。

2. 实证

（1）心火炽盛

〔证候〕舌体糜烂疼痛，口疮，心烦，失眠，口渴，尿黄，舌苔黄，舌尖赤，脉数。

〔分析〕本证多因情志郁结久而化火，或六淫内郁化火，或过食辛辣食物，或过服温燥药物所致。心开窍于舌，心火上炎，故舌体糜烂疼痛和发生口疮；心火炽盛，内扰心神，故见心烦失眠；心火炽盛，灼伤津液则口渴、苔黄、舌尖红、脉数。

〔治法和方剂举例〕清心泻火，可用导赤散[6]或三黄泻心汤[7]加减。

此种证型可见于舌炎、舌体糜烂或口腔溃疡等病。

（2）心血瘀阻

〔证候〕心悸，心痛（心前区或胸骨后刺痛或闷痛），甚至牵及两胁肩臂，尤以牵引左臂痛为常见，时发时止，重者面、唇、指甲青紫，四肢逆冷，自汗出，舌质暗红，或有紫色瘀点，脉细涩或结代。

〔分析〕本证多在心气虚或心阳不振，推动血液不力的前提下，再加上其他原因如情绪激动、劳累受寒，或过嗜肥腻、饮酒、浊痰凝聚等，致使气滞血瘀而成。心阳不通，气血运行不畅，心血瘀滞，脉络阻塞，故心悸、心痛（瘀血重者刺痛，痰浊重者闷痛）；手太阳小肠经循肩臂，心与小肠相表里，经气互相影响，故痛势可牵引肩臂（以左侧为常见）；心血瘀阻，全身血脉流通不畅，故面唇指甲青紫、舌质暗红、或有紫色瘀点、脉细涩或结代；心血瘀阻，阳气不能达于四肢体表，故四肢逆冷、自汗出。

〔治法和方剂举例〕通阳化瘀，可用瓜蒌薤白半夏汤[8]合血府逐瘀汤[9]加减。

此证可见于心绞痛、心肌梗死，风湿性心脏病，充血性心力衰竭等病。

（3）痰火扰心

〔证候〕神志错乱，哭笑无常，狂躁妄动，甚则打人骂人，面赤气粗，口渴，尿赤，苔黄腻，脉滑数有力。

〔分析〕本证多由情志不遂，气机不舒，郁而化火，灼津成痰，痰与火结，内扰心神所致。痰火内扰心神则神志错乱，哭笑无常；火属阳主动，痰火内炽故见狂躁妄动，甚则打人骂人；面赤、气粗、口渴、便秘、尿黄、苔黄腻、脉滑数，均为痰火内盛之象。

〔治法和方剂举例〕涤痰泻火。痰火扰心当涤痰泻火，可用礞石滚痰丸[10]合生铁落饮[11]加减。

上述证型可见于精神分裂症狂躁型等疾病。

（4）痰迷心窍

〔证候〕神志痴呆，情感淡薄，语无伦次或喃喃自语，不知饥饱，举止失常，苔白腻，脉滑。

〔分析〕本证多因精神刺激，气机不舒，影响津液运行，停聚凝结为痰，痰迷心窍，扰乱心神，故见神志痴呆，情感淡薄，语无伦次或喃喃自语，不知饥饱，举止失常；苔白腻，脉滑也为痰湿内蕴之象。

〔治法和方剂举例〕涤痰理气开窍，可用导痰汤[12]、涤痰汤[13]、控涎丹[14]等加减。

上述证型可见于精神分裂症抑郁型等病。

（5）热扰心神

〔证候〕高热，烦躁，神昏谵语，或昏愦不语，语言謇涩，舌绛，脉数。

〔分析〕邪热内陷，心神被扰，故见发热，烦躁，神昏谵语，或昏愦不语，言语謇涩；舌为心之苗，舌质红绛，脉数，是热邪深入心营的特征。

〔治法和方剂举例〕清心开窍，可用至宝丹[15]或安宫牛黄丸[16]加减。

上述证型可见于流行性脑膜炎、乙型脑炎等。

（二）小肠病常见证型

小肠气痛

〔证候〕小腹急痛，腹胀肠鸣，或阴囊坠胀疼痛，连及腰脊，下控睾丸，苔白，脉沉弦。

〔分析〕本证多因饮食失节，寒暖不调，或因负重过度，致小肠气机郁陷为患。小肠气机郁滞，故小腹急痛、腹胀、肠鸣；小肠附于腰脊，下连睾丸，若小肠气机下陷，可见阴囊坠胀疼痛，连及腰脊和睾丸；苔白、脉沉弦为小肠气滞之象。

〔治法和方剂举例〕理气止痛，可用橘核丸[17]加减。

此证可见于肠痉挛，疝气等病详见表6.6。

表6.6　心与小肠病辨证简表

证型		病理	主要症状				治法和方剂举例
			共同症状	常见症状	舌象	脉象	
虚证	心气虚	心气不足，鼓动无力，或心阳不振，阴寒凝滞	心悸，气短，自汗，活动时加重	面色㿠白，体倦乏力	苔白质淡	细弱或结代	补心气，养心汤加减
	心阳虚			形寒肢冷，心胸憋闷，面色苍白	舌淡或紫暗		温心阳，桂枝甘草汤加减
	心阳虚脱	心阳虚极，浮阳外越		大汗淋漓，四肢厥冷，呼吸微弱	舌淡或紫暗	微欲绝	回阳固脱，参附汤加减
	心血虚	阴血不足，心失所养，心神不宁	心悸，健忘，失眠，多梦	面色不华，眩晕，唇淡	舌淡	细	补心血，四物汤
	心阴虚			心烦，手足心热，潮热盗汗，口干	舌红少津	细数	养心阴，补心丹加减
实证	心火炽盛	心火上炎于舌，内扰心神		舌体糜烂、疼痛，口疮心烦，失眠，口干，尿黄	舌尖赤	数	清心泄火，三黄泻心汤加减
	心血瘀阻	心气虚或心阳不振，或痰浊凝聚，致气滞血瘀，阳气不通		心悸，心痛，痛引两胁及肩臂，时作时止，重者肢冷汗出，唇甲青紫	舌质暗红或有瘀点	细涩或结代	通阳化瘀，瓜蒌薤白半夏汤合血府逐瘀汤加减
	痰火扰心	痰邪内扰，心神错乱		神志错乱，哭笑无常，狂躁妄动，甚则打人骂人	苔黄腻	滑数	涤痰泻火，礞石滚痰丸合生铁落饮加减
	痰迷心窍	痰气郁结，扰乱心神		神志痴呆，情志淡漠，语无伦次，举止失常	苔白腻	滑	涤痰理气开窍，导痰汤、涤痰汤、控延丹加减
	热扰心神	邪热内陷，心神被扰		高热，烦躁，神昏谵语或昏愦不语，语言謇涩	舌质绛	数	清心开窍，至宝丹或安宫牛黄丸加减
	小肠气痛	小肠气机郁陷		小腹急痛，腹胀肠鸣；或阴囊坠胀疼痛，连及腰脊，下控睾丸	苔白	沉弦	理气痛止，橘核丸加减

二、肝与胆病辨证

肝的生理功能主藏血，主疏泄，主筋，开窍于目等。肝的病理变化主要反映在肝的疏泄失常，血不归藏，筋脉不利等方面。肝病虚证有肝血不足、阴虚肝旺等；实证有肝气郁结、肝火上炎、肝胆湿热、寒滞肝脉、肝阳化风、热极生风等证型。

胆的主要功能是贮藏分泌胆汁，促进饮食物的消化。在发病上肝胆多同病，胆有病也可使疏泄失职，而影响脾胃的运化、腐熟功能。实证有胆郁痰扰等。

（一）肝病常见证型

1. 虚证

（1）肝血不足

〔证候〕眩晕，面色无华，视物模糊，目干涩，夜盲，肢体麻木，筋脉拘挛，月经量少或经闭，舌淡，脉细。

〔分析〕本证多由久病、出血或其他慢性病耗伤肝血所致。肝血不足，不能上荣头目，故发生眩晕、面色无华、视物模糊、目干涩、夜盲；肝血亏耗，不能濡养肢体筋脉，故肢体麻木、筋脉拘挛；肝血不足，血海空虚，可出现月经量少或闭经；血虚则舌淡脉细。

〔治法和方剂举例〕补养肝血。可用四物汤[4]加减。

此证可见于贫血，末稍神经炎，慢性眼科疾患，月经过少、闭经等病。

（2）阴虚肝旺

〔证候〕头昏目眩，头目胀痛，急躁易怒，两目干涩，失眠多梦，耳聋耳鸣，五心烦热，口燥咽干，舌红少苔，脉弦细数。

〔分析〕本证多因情志或劳倦所伤，或其他慢性病耗伤肝肾阴液所致。肝阴不足则肝阳偏亢，虚阳上扰，故头昏目眩、头目胀痛、急躁易怒、失眠多梦；肾开窍于耳，肾阴虚，肾精不能上充于耳，故耳鸣耳聋；肝阴（血）不足，不能荣目，则目干而涩；阴虚阳亢，虚热内生，所以五心烦热、口燥咽干；舌红少苔、脉弦细数，皆阴虚肝旺之象。

〔治法和方剂举例〕滋阴平肝潜阳。可用杞菊地黄丸[18]合天麻钩藤饮^[19]加减。

此证可见于高血压病，神经官能症，更年期综合症，慢性眼科疾病等。

2. 实证

（1）肝气郁结

〔证候〕精神抑郁、易怒，胁肋胀痛或窜痛，胸闷不舒，叹长气，纳呆嗳气，脘腹胀满，大便失调，或咽部有梗阻感。在妇女有月经不调，痛经或经前乳房胀痛，舌苔薄白，脉弦。若气滞血瘀，可见胁痛如锥刺，癥瘕痞块，舌色紫暗，舌边有瘀点或瘀斑，脉弦涩。

〔分析〕多因异常的精神刺激或外感湿热，导致肝的疏泄功能失常，而发生肝气郁结，甚则气滞血瘀。肝气郁结则肝失条达、气机不畅，故精神抑郁、易怒、胁肋胀痛、胸闷、叹气；肝气横逆侵犯脾胃，则纳呆、嗳气、脘腹胀满、大便失调；肝气郁结，气机不畅，肝气挟痰搏结于咽喉，故咽部有异物梗阻感，通常叫"梅核气"；在妇女，由于肝气郁结，肝经气血不畅，影响冲任失调导致月经不调、痛经和经前乳房胀痛；如肝气郁结，经久不愈，导致气滞血瘀，则成癥瘕痞块，并见胁痛如锥刺，舌紫或边有瘀斑，脉弦涩等征象。

〔治法和方剂举例〕肝气郁结，治宜疏肝理气解郁，可用柴胡疏肝饮^[20]加减；梅核气，治宜理气化痰，可用半夏厚朴汤^[21]加减；气滞血瘀，治宜理气活血化瘀，可用膈下逐瘀汤^[22]加减。

此证可见于神经官能症，慢性肝炎、早期肝硬化，溃疡病，慢性胆囊炎，慢性胃炎，月经不调等病。

（2）肝火上炎

〔证候〕头胀痛，眩晕，面红目赤，急躁易怒，口苦咽干，胁肋灼痛，耳鸣耳聋，尿黄便秘，或吐血、衄血，舌红苔黄，脉弦数。

〔分析〕多由气郁化火，过嗜烟酒肥腻，蕴热化火，导致肝火上炎。火性上炎，肝火上攻头目，故头痛、眩晕、面红目赤、口苦咽干；肝主怒，肝火旺盛，故急躁易怒；肝火内盛，肝脉被灼，故胁肋灼痛；肝火循胆经上壅于耳，故耳鸣耳聋，其特点为突然发作，鸣声如潮，按之不减；肝火灼伤血络，可见吐血、衄血；尿黄、便秘、苔黄、脉弦数均为肝火内盛之象。

〔治法和方剂举例〕清肝泻火，可用当归龙荟丸[23]加减。

此证可见于高血压病，急性结膜炎，上消化道出血等病。

（3）肝胆湿热

〔证候〕胁肋疼痛，面目周身发黄，发热，口苦，恶心呕吐，腹胀，便秘，尿黄短，苔黄腻，脉弦数。若见阴囊湿疹，或睾丸肿大热痛，或带下黄臭，外阴瘙痒，苔黄腻，脉弦数则为肝经湿热。

〔分析〕此证多因感受湿热之邪，或嗜酒，多食肥腻，湿热蕴结肝胆和所属经脉所致。肝胆湿热内蕴，疏泄功能失常，胆汁不循常道，外溢肌肤，故面目皆黄；湿热交蒸，气机郁滞，故发热、口苦、胁肋疼痛；湿热郁阻脾胃，升降失常，故腹胀、呕恶；湿热下注膀胱，则见尿黄短；苔黄腻，脉弦数，均为肝经湿热之象。

肝脉绕阴器，若肝经湿热下注，可见阴囊湿疹或睾丸肿大热痛，在妇女则见外阴瘙痒，带下黄臭。

〔治法和方剂举例〕清利肝胆，可用清胆汤[24]加减；消利肝经湿热，可用龙胆泻肝汤[25]加减。

此证可见于急性胆囊炎、胆石症合并感染，急性黄疸型肝炎，急性睾丸炎，宫颈炎、阴道炎等病。

（4）肝风内动

肝风内动的主要症状有抽搐、震颤、麻木、半身不遂等。常见有三种情况，即肝阳化风、热极生风、血虚生风。

①肝阳化风

〔证候〕眩晕头痛，肢体麻木或震颤，舌体颤动，舌红脉弦数。甚则卒然昏倒，舌强不语，口眼㖞斜，或半身不遂。

〔分析〕多由阴虚肝旺，或肝火上炎，阳动化风所致。肝阳上扰头目，故眩晕头痛；若肝阴不足，筋脉失养则肢体麻木或震颤；肝阳化火，煎熬津液成痰，风火相煽，挟痰上扰，蒙蔽神明，则卒然昏倒；风痰窜络，气血不畅，则见舌强不语、口眼㖞斜、半身不遂；舌红脉弦数，皆属肝阳亢盛之象。

〔治法和方剂举例〕平肝熄风可用天麻钩藤饮[19]加减。

此证可见于高血压病，脑血管意外等病。

②热极生风

〔证候〕高热，抽搐，项强，两目上翻，甚则角弓反张，神志昏迷，舌红苔黄，脉弦数。

〔分析〕多由高热引动肝风所致。高热灼伤阴津，筋脉失养，动而生风，故见抽搐、两目上翻、项强、角弓反张；若热邪扰乱心神则昏迷；舌红苔黄、脉弦数，皆属肝热之象。

〔治法和方剂举例〕清热熄风，可用羚角钩藤汤[26]加减。

此证多见于小儿高热惊厥等病。

③血虚生风

〔证候〕眩晕，视物模糊，面色萎黄，肢体麻木或震颤，肌肉瞤动，舌淡脉弦细。

〔分析〕多因贫血、失血导致肝血亏虚，血虚生风。肝血不能上荣头目，故见眩晕、视物模糊、面色萎黄；肝阴血亏耗，不能濡养筋脉，故肢体麻木或震颤、肌肉瞤动；舌淡，脉弦细均为肝血亏虚之象。（应属虚证）

〔治法和方剂举例〕养血熄风，可用补肝汤[27]加减。

此证可见于贫血、失血等病。

（5）寒滞肝脉

〔证候〕少腹胀痛，睾丸坠胀，遇寒加重，遇热减轻，或阴囊收缩，痛引少腹，舌苔白滑，脉沉弦。

〔分析〕多因外感寒邪侵袭肝经，使气血凝滞而发病。肝脉绕阴器抵少腹，寒滞肝脉，气血凝涩，故少腹胀痛、睾丸坠胀；寒则气血凝滞，热则气血流通，故遇寒痛重，遇热痛减；寒主收引，肝脉受寒，故见阴囊冷缩，痛引少腹；舌苔白滑，脉沉弦，均属寒盛之征。

〔治法和方剂举例〕暖肝散寒，可用暖肝煎[28]加减。

此证可见于慢性睾丸炎、附睾炎、附睾结核等病。

（二）胆病常见证型

胆郁痰扰

〔证候〕头晕目眩，口苦，恶心呕吐，虚烦不寐，易惊善恐，胸闷，叹长气，舌苔滑腻，脉弦。

〔分析〕此证多由胆郁气滞，痰浊上扰所致。胆脉络头目，痰浊循经上扰清窍，则眩晕；胆为清净之府，痰浊内扰，胆气不宁，故虚烦不眠、易惊善恐；胆气疏泄失常，气机不畅，故胸闷、叹长气、口苦、恶心呕吐；舌苔滑腻、脉弦为痰气阻遏之象。

〔治法和方剂举例〕除痰理气，和胆降胃，可用温胆汤[29]加减。

此证可见于美尼尔氏综合症、神经官能症等病（详见表6.7）。

表6.7　肝与胆病辨证

证型		病理	主要症状				治法和方剂举例
			共同症状	常见症状	舌象	脉象	
虚证	肝血不足	肝血亏损，头目和筋脉失养	眩晕，目干涩	视物模糊，夜盲，肢体麻木，筋脉拘挛，月经量少或经闭	舌淡	细	补养肝血，四物汤加减
	阴虚肝旺	肝肾阴虚，肝阳偏亢		头昏目眩，头目胀痛，急躁易怒，失眠多梦，耳鸣耳聋，五心烦热，口燥咽干	舌红少苔	弦细数	滋阴平肝潜阳，杞菊地黄丸加减合天麻钩藤饮加减
实证	肝气郁结	肝失疏泄，影响情志、消化、气血的变化	胁痛，易怒	精神抑郁、易怒，胁肋胀痛或窜痛，胸闷，叹气，纳呆，嗳气，脘腹胀痛，或咽部梗阻感，或月经不调，或乳房胀痛，或胁痛如锥刺，癥瘕痞块	苔薄白	弦	疏肝理气，柴胡疏肝饮加减；理气化痰，半夏厚朴汤加减；理气活血化瘀，膈下逐瘀汤加减
	肝火上炎	气郁化火，肝火上炽		头胀痛，眩晕，面红目赤，急躁易怒，口苦咽干，胁肋灼痛，耳鸣耳聋，或吐血、衄血，尿黄便秘	舌红苔黄	弦数	清肝泻火，当归龙荟丸加减
	肝胆湿热（肝经湿热）	湿热蕴结肝胆，疏泄失常，胆汁外溢。或湿热循肝经下注		面目全身发黄，发热，口苦，胁肋疼痛，尿黄短，或见阴囊湿疹，或睾丸肿大热痛，或带下黄臭，外阴瘙痒	苔黄腻	弦数	清利肝胆，清胆汤加减；清利肝经湿热，龙胆泻肝汤加减

续表

证型		病理	主要症状				治法和方剂举例
			共同症状	常见症状	舌象	脉象	
实证	肝风内动	肝阳化风	肝阳上亢，阳动上风，风痰窜络	肢体筋脉的病理性"动"象	眩晕头痛，肢体麻木或震颤，甚则突然昏倒，舌强不语，口眼㖞斜，偏瘫	舌红	弦数	平肝熄风，天麻钩藤汤加减
		热极生风	高热伤津，筋脉失养，动而生风		高热，抽搐，昏迷，项强，两眼上翻，甚则角弓反张	舌红苔黄	弦数	清热熄风，羚羊钩藤汤加减
		血虚生风	肝血亏虚，筋脉失养（应属虚证）		眩晕，视物模糊，面色萎黄，肢体麻木或震颤，肌肉瞤动	舌淡	弦细	养血熄风，补肝汤加减
	寒滞肝脉		寒凝气滞，肝脉不利		少腹胀痛，睾丸坠胀，遇寒加重，得热则减，或阴囊收缩，痛引少腹	舌苔白滑	沉弦	暖肝散寒，暖肝煎加减
	胆郁痰扰		胆郁气滞，痰浊上扰		头晕目眩，恶心呕吐，虚烦不寐，易惊善恐，胸闷，叹长气	舌苔滑腻	弦	除痰理气，和胆降胃，温胆汤加减

三、脾与胃病辨证

脾的生理功能主要是运化饮食水谷和统摄血液。脾脏病变主要是运化水谷功能失常及血失统摄而不循经发生出血等疾患。脾病多湿、多虚，如脾虚健运功能失常，往往导致饮食积滞，水湿停积；反之饮食积滞、水湿停积也可影响脾的健运功能。因此，脾病往往虚实夹杂，临床应辨其虚实程度。脾病虚证有脾气虚弱、脾气下陷、脾不统血、脾虚水泛、脾胃虚寒等；实证有湿邪困脾、脾胃湿热等证型。

胃的生理功能是受纳和腐熟水谷，胃气以下降为顺。所以胃的病变主要反映在和降失常，胃气上逆和消化不良等方面。胃病虚证有胃阴不足等，实证有胃火炽盛、食滞胃脘、寒凝胃脘等。

（一）脾病常见证型

1. 虚证

（1）脾气虚弱

〔证候〕面色萎黄，肌肉消瘦，四肢倦怠，少气懒言，食少腹满，便溏，舌淡苔薄白，脉象缓弱。

〔分析〕此证多由病久虚损，或过度劳倦，或饮食不节，损伤脾气所致。脾气虚则运化功能减退，气血来源不足，故面色萎黄、肌肉消瘦，四肢倦怠、少气懒言，食少腹满、便溏；舌淡苔薄白，脉缓弱，亦为脾虚之象。

〔治法和方剂举例〕益气健脾，可用参苓白术散[30]加减。

此证可见于胃及十二指肠溃疡、慢性胃炎、慢性结肠炎，慢性肝炎、胃肠功能紊乱、胃神经官能症等疾病。

（2）脾气下陷

〔证候〕头目昏花，少气，小腹坠胀，虚坐努责，或脱肛，子宫脱垂、胃下垂，肾下垂，舌淡苔白，脉弱。

〔分析〕此证多由病久虚损或劳倦伤脾，脾气不升所致。脾主升清，胃主降浊，脾的清阳不升，浊阴上扰清窍，故头目昏花；脾气下陷，升举无力，故少气、小腹坠胀、虚坐努责，也可见脱肛、子宫下垂、胃下垂、肾下垂；舌淡苔白，脉弱，亦为气虚之象。

〔治法和方剂举例〕益气升提，可用补中益气汤[31]加减。

此证可见于胃下垂、肾下垂、子宫下垂、脱肛等病。

（3）脾不统血

〔证候〕面色苍白，体倦乏力，少气懒言，食少腹满，月经过多，崩漏、便血、尿血、紫斑，舌质淡，脉细弱。

〔分析〕此证多由病久虚损，或劳倦伤脾，使脾虚统摄无力所致。脾主运化水谷，脾虚运化失职，气血来源不足，故面色苍白、少气懒言、食少腹满；脾主统血，脾虚不能统摄血液，血不循经而外溢，故见月经过多、崩漏、便血、尿血、紫斑等出血症；舌质淡，脉细弱是气虚血亏之象。

〔治法和方剂举例〕补气摄血，可用归脾汤[32]或黄土汤[33]加减。

此证可见于功能性子宫出血、血小板减少性紫癜、血友病等。

（4）脾虚水泛

〔证候〕全身浮肿，腰以下较重，脘腹胀满，饮食减少，大便稀溏，小便不利，形寒肢冷，舌苔白滑，脉沉缓。

〔分析〕此证多由久病伤脾，饮食生冷，损伤脾阳所致。脾主运化水湿，脾不健运，水湿外溢下流，故全身浮肿，腰以下较重；脾虚运化水谷的功能减弱，故饮食减少，脘腹胀满；脾虚湿胜，故大便稀溏；阳虚不能达表，故形寒肢冷；舌苔白滑，脉沉缓，是脾虚湿盛之象。

〔治法和方剂举例〕温阳健脾行水，可用实脾饮[34]加减。

此证可见于慢性肾炎，心源性水肿、营养性水肿等病。

（5）脾胃虚寒

〔证候〕脘腹隐痛，喜按喜温，食少腹满，大便稀溏，形寒肢冷，舌淡苔白，脉沉迟。

〔分析〕此证多由久病伤脾，或饮食生冷损伤脾胃阳气所致。脾阳不足，致阴寒凝滞，气机不通，得温则阳气畅达，故脘腹隐痛，喜按喜温；脾胃虚寒，运化失常，故食少腹满、大便稀溏；阳虚不能温煦肌表，故形寒肢冷；舌淡苔白，脉沉迟，是虚寒之象。

〔治法和方剂举例〕温中散寒，可用理中汤[35]加减。

此证可见于慢性胃炎、溃疡病、胃肠功能紊乱、慢性肠炎等病。

2．实证

（1）湿邪困脾

〔证候〕脘腹胀闷，不思饮食，口黏不爽，头重身困，面目四肢虚浮，大便溏泄，小便不利，舌苔白腻，脉濡细。

〔分析〕此证多由淋雨涉水，或饮食生冷，或居处潮湿，湿邪内侵脾胃，使脾阳受困所致。脾为湿困，运化功能受阻，故脘腹胀闷、不思饮食；湿性黏滞、重浊，阳气被困，故头重身困、面目四肢虚浮、口黏不爽；脾不化湿，故大便溏、小便不利；舌苔白腻、脉濡细，为湿浊内盛之象。

〔治法和方剂举例〕祛湿健脾、宽中理气，可用胃苓汤[36]加减。

此证可见于慢性胃炎、慢性肠炎、慢性肝炎等病。

（2）脾胃湿热

〔证候〕面目皮肤发黄，色泽鲜明，脘腹胀满，恶心呕吐，不思饮食，厌油腻，口黏而甜，身重困倦，小便短黄，大便稀薄，或带下色黄量多，舌苔黄腻，脉濡数。

〔分析〕此证多由感受湿热外邪或饮食不节，湿郁化热而成。湿热郁蒸，导致胆汁不循常道而泛溢肌肤，故面目发黄，色泽鲜明；湿热之邪郁遏中焦，影响脾胃受纳运化失职，故有脘腹胀满、恶心呕吐、不思饮食等症；湿热上泛故口黏而甜、恶油腻；湿性黏滞重浊，湿热阻遏，故身重困倦、小便短黄、大便稀薄；湿热下注，故在妇女带下黄浊；舌苔黄腻，脉濡数，是湿热之象。

〔治法和方剂举例〕清热利湿，可用茵陈蒿汤[37]加减或茵陈五苓散[73]加减。

此证可见于黄疸型肝炎，宫颈炎等病。

（二）胃病常见证型

1. 胃阴不足

〔证候〕口干唇燥，饥不欲食，或干呕呃逆，胃痛嘈杂，大便干结，舌红少津，脉细数。

〔分析〕此证多由温邪久羁，或肝火犯胃，内热伤阴所致。胃阴亏虚，津不上承，故口干唇燥；胃津不足，受纳失职，故饥不欲食；胃气上逆，故干呕呃逆；余热蕴胃，故胃痛嘈杂；胃津不濡，故大便干结；舌红少津，脉细数，为阴虚内热之象。

〔治法和方剂举例〕滋养胃阴，可用益胃汤[38]加减。

此证可见于慢性胃炎、胃神经官能症，糖尿病，热性病恢复期等。

2. 胃火炽盛

〔证候〕胃脘灼热疼痛，渴喜冷饮，消谷善饥，呕吐，口臭，齿龈肿痛或溃烂出血，大便秘结，舌红苔黄，脉滑数。

〔分析〕此证多由胃火素旺，或邪热犯胃，或情志不舒，肝火犯胃所致。胃火内炽，煎灼津液，故胃脘灼痛，渴喜冷饮；胃热盛，腐熟水谷功能亢进，故消谷善饥；胃失和降，胃气上逆，故呕吐；胃的经脉上络齿龈，胃热上蒸，故口臭、齿龈肿痛或溃烂出血；胃火炽盛，津液亏损，故大便秘结、小便短黄；舌红苔黄，脉滑数，为热盛之象。

〔治法和方剂举例〕清泻胃火，可用清胃散[39]加减。

此证可见于急性胃炎，口腔炎、牙周炎等病。

3. 食滞胃脘

〔证候〕脘腹胀满或疼痛，嗳腐吞酸，恶食，呕吐，大便秘结或泄泻，舌苔厚腻，脉滑。

〔分析〕此证多由饮食不节，暴食暴饮或吃不易消化的食物，引起宿食停滞于胃腑所致。食滞阻于胃脘，故胀满疼痛；腐熟无能，浊气上逆，故嗳腐吞酸、恶食、呕吐；若食浊下趋，传导失职，则大便秘结或泄泻酸臭；舌苔厚腻，脉滑，为食浊内阻之象。

〔治法和方剂举例〕消食导滞，可用保和丸[40]加减。

此证多见于消化不良等病。

4. 寒凝胃脘

〔证候〕胃脘疼痛，受寒加重，得暖则缓，呃逆，呕吐清水，舌苔白滑，脉迟。

〔分析〕此证多由饮食不节，贪凉饮冷所致。寒凝胃脘，胃气阻滞，故胃脘疼痛；寒伤胃阳、津液不化，胃气上逆，故呃逆、呕吐清水；舌苔白滑，脉迟为内寒之象。

〔治法和方剂举例〕温胃散寒，可用高良姜汤[41]加减。

此证可见于胃炎、溃疡病、幽门梗阻、胃下垂等病详见表6.8。

第六章 辨证

表6.8　脾与胃病辨证

证型		病理	主要症状 共同症状	常见症状	舌象	脉象	治法和方剂举例
虚证	脾气虚弱	脾虚不运，或气虚下陷，或气不摄血	食纳减少，腹部胀满，大便稀溏，面色萎黄或苍白	少气懒言，肌肉消瘦，四肢倦怠，食后腹部胀满尤甚	舌淡苔薄白	缓弱或濡	益气健脾，参苓白术散加减
	脾气下陷			小腹坠胀，虚坐努责，少气，脱肛，子宫脱垂，胃下垂，或其他内脏下垂	舌淡苔白	弱	益气升举，补中益气汤加减
	脾不统血			便血，尿血，月经过多，崩漏，紫斑	舌淡	细弱	补气摄血，归脾汤加减
	脾虚水泛	脾阳不足，水湿泛滥		全身水肿，腰以下较重，小便不利	苔白滑	沉缓	温阳健脾利水，实脾饮加减
	脾胃虚寒	脾胃阳虚，阴寒凝滞		形寒肢冷，脘腹隐痛，喜按喜温	舌淡苔白	沉迟	温中散寒，理中汤加减
	胃阴不足	胃阴耗损，虚热内扰		口干唇燥，饥不欲食，胃痛嘈杂，呃逆干呕，大便干结	舌红少津	细数	滋养胃阴，益胃汤加减
实证	湿邪困脾	湿困脾阳，健运失职	不思饮食，脘腹胀满，身重困倦，苔腻，脉濡	面目四肢虚浮，口黏不爽，大便溏泄，小便不利	苔白腻	濡细	祛湿健脾，宽中理气，胃苓汤加减
	脾胃湿热	湿热郁蒸，阻滞中焦		面目皮肤发黄，口黏而甜，大便溏薄，小便短黄，或带下色黄量多	苔黄腻	濡数	清热利湿，茵陈蒿汤或茵陈五苓散加减
	胃火炽盛	胃火熏灼，腐熟太过	呕吐，胃脘疼痛	胃脘灼痛，渴喜冷饮，消谷善饥，口臭，齿龈肿痛或溃烂出血，大便秘结，小便短黄	舌红苔黄	滑数	清泻胃火，清胃散加减
	食滞胃脘	宿食停滞，腐熟无能		脘腹胀痛，嗳腐吞酸，恶食，大便秘结或泄泻酸臭	舌苔厚腻	滑	消食导滞，保和丸加减
	寒凝胃脘	寒凝于胃，气机阻滞		胃脘疼痛，受寒加重，得暖则缓，呃逆，呕吐清水	舌苔白滑	迟	温胃散寒，高良姜汤加减

四、肺与大肠病辨证

肺的生理功能是主气，司呼吸，主宣发，外合皮毛，主肃降，通调水道，开窍于鼻。肺的病理变化主要反映在呼吸功能异常和水液代谢失调等方面，而且肺为娇脏，外感风、寒、热、燥等邪，都能直接犯肺为病。肺病虚证有肺气虚、肺阴虚；实证有风寒束肺、风热犯肺、燥邪伤肺、痰热壅肺、痰浊阻肺、寒饮停肺等证型。

大肠的功能是传导糟粕，燥化大便。大肠病理变化主要反映在传导失常。虚证有大肠津亏、肠虚滑脱等，实证有大肠湿热等证型。

（一）肺病常见证型

虚证

（1）肺气虚

〔证候〕咳嗽无力，气喘，痰液清稀，少气懒言，声音低微，畏寒，自汗出，面色㿠白，倦怠无力，舌质淡，苔薄白，脉虚弱。

〔分析〕本证多因慢性咳嗽，久咳伤气，使肺气逐渐虚弱而成。肺气虚，宗气不足，呼吸功能减弱，故咳喘无力，少气懒言，声音低微；肺气虚弱，宣降失司，则津液停聚生痰，故痰液清稀；卫表不固，则自汗、畏寒；倦怠乏力、面色㿠白、舌淡苔薄白、脉虚弱，均属气虚之象。

〔治法和方剂举例〕补益肺气，可用补肺汤[42]加减。

此证可见于慢性支气管炎、肺结核、肺气肿等病。

（2）肺阴虚

〔证候〕干咳无痰，或痰少而稠，或咳痰带血，口干咽燥，潮热，盗汗，颧红，五心烦热，舌红少津，脉细数。

〔分析〕此证多因劳损所伤，痨虫传染，久咳伤津所致。肺阴不足，肺气上逆，故干咳无痰或少痰而稠；若虚火灼伤肺络，则咳痰带血；津液不能上润，故口干咽燥；阴虚火旺则潮热、盗汗、颧红、五心烦热。舌红少津，脉细数，亦为阴虚火旺所致。

〔治法和方剂举例〕滋阴润肺，可用百合固金汤[43]加减。

此证可见于肺结核、慢性支气管炎等病。

实证

（1）风寒束肺

〔证候〕咳嗽气急，痰稀色白，口不渴，鼻塞流清涕，或兼恶寒发热，无汗，头痛身痛，苔薄白，脉浮紧。

〔分析〕此证多由于外感风寒侵袭肺系所致。风寒束肺，肺失宣降，故咳嗽痰稀色白；肺开窍于鼻，肺受寒邪，其窍不利，故鼻塞流清涕；肺合皮毛而主表，风寒袭表，营卫不利，故见恶寒发热、无汗、头身疼痛；苔薄白，脉浮紧，均属风寒束肺之症。

〔治法和方剂举例〕宣肺散寒，化痰止咳，可用杏苏散[44]加减。

此证可见于感冒、急性支气管炎等病。

（2）风热犯肺

〔证候〕咳黄稠痰，口渴，咽喉疼痛，头痛，身热，恶风，有汗，舌苔薄黄，脉浮数。

〔分析〕此证由外感风热之邪侵犯肺系所致。风热犯肺，宣降失司，故见咳痰黄稠；热邪伤津，故口渴；风热上壅则咽喉疼痛；头痛、身热、恶风、有汗、苔薄黄、脉浮数，均为外感风热的征象。

〔治法和方剂举例〕辛凉宣肺、止咳化痰，可用桑菊饮[45]加减。

此证可见于急性支气管炎、感冒、流感、麻疹初起等病。

（3）燥邪伤肺

〔证候〕燥邪伤肺有温燥和凉燥之分。温燥则身热有汗，干咳无痰，气逆而喘，心烦口渴，唇鼻干燥，咽干而痛，舌尖红，苔薄黄，脉数。凉燥则恶寒身热，无汗，头痛鼻塞，咳嗽胸痛，唇燥咽干，舌边红，苔薄白而干，脉浮。

〔分析〕本证多在秋季感受燥邪，耗伤肺津所致。偏于热者属温燥，与外感风热有相似之处；偏于寒者属凉燥，与外感风寒有相似之处。就病情而言，温燥比凉燥重。但无论温燥、凉燥均有鼻咽干燥、口干、咳嗽等"燥胜则干"耗伤肺津的见症。此外，温燥偏于热邪，燥热伤肺，肺津受灼而出现身热有汗、干咳无痰、气逆而喘、舌尖红、苔薄黄、脉数等证候。凉燥偏于寒邪，侵犯肺卫，津液不足，肺失宣降，则出现气逆而咳、恶寒身热、无汗、头痛鼻塞、胸痛、苔薄白而干、脉浮等证候。

〔治法和方剂举例〕温燥宜清肺润燥，可用桑杏汤[46]加减；凉燥宜宣肺温润，可用杏苏散[44]加减。

此证可见于感冒、急性支气管炎等病。

（4）痰热壅肺

〔证候〕咳嗽喘气，呼吸气粗，甚则鼻翼煽动，咳黄稠或黄色脓痰，或咳唾脓血有腥臭味，发热，胸痛，口干或渴，小便黄，大便秘结，舌质红，苔黄腻，脉滑数。

〔分析〕本证多由外感风热，或风寒入里，郁而化热所致。邪热蕴肺，煎熬津液成痰，痰热胶结阻于气道，影响呼吸，使肺气不能宣降，故有咳喘、胸痛、呼吸气粗、鼻翼煽动、咳痰黄稠或脓痰；热邪郁遏于里，肺热炽盛，故有身热较高、口渴、小便黄等实热征象；肺与大肠相表里，肺气不能下达大肠，所以大便秘结；苔黄腻，脉滑数，均属痰热之象。若见咳痰脓血腥臭，是痰热阻塞肺络，热壅血瘀，气血腐败所致，称为肺痈。

〔治法和方剂举例〕痰热壅肺，治宜消热化痰平喘，可用麻杏石甘汤[47]加减；肺痈，治宜清肺化痰排脓，可用苇茎汤[48]加减。

此证可见于肺炎、肺脓疡、慢性支气管炎、支气管哮喘、支气管扩张合并感染等病。

（5）痰浊阻肺

〔证候〕咳嗽痰多，呈泡沫样或色白而黏，容易咳出，胸部满闷，喉中痰鸣，气短或气喘，甚则不能平卧，舌苔白腻，脉滑。

〔分析〕此证多由长期咳嗽，肺失宣降，肺津停聚所致。痰浊阻塞气道，肺气不利，故有咳嗽痰多、胸闷气喘、痰鸣，甚则不能平卧；苔白腻，脉滑，为痰浊的见症。

〔治法和方剂举例〕燥湿理气化痰，可用二陈汤[49]合苏子降气汤[50]加减。

此证可见于慢性支气管炎、支气管扩张、肺气肿等病。

（6）寒饮停肺

〔证候〕咳嗽，气喘，胸闷，痰多稀白有泡沫，喉中痰鸣，怕冷，受凉则咳嗽加剧，或兼有表证。苔白滑腻，脉弦或浮弦。

〔分析〕本证多由久病咳嗽，反复发作，损伤肺气，不能散布津液，停聚成饮所致。寒饮停聚于肺，肺气不得宣降，因而咳嗽喘促，痰多稀白，胸闷痰鸣等；寒邪阻遏卫外阳气，故怕冷；外感风寒，容易引动内饮，所以遇寒即发，导致咳喘加重，同时可兼有风寒表证；苔白滑腻，脉弦或浮弦，均为寒饮之征。

〔治法和方剂举例〕温肺化饮可用小青龙汤[51]加减。

此证可见于慢性支气管炎，肺气肿，喘息性支气管炎等病。

（二）大肠病常见证型

1. 大肠湿热

〔证候〕里急后重，下痢黏液脓血或果酱样便；腹痛，泄泻黄水，肛门灼热，小便短赤。或发热，口渴，舌苔黄腻，脉滑数。

〔分析〕本证多见于夏秋季节，暑湿热毒之邪侵犯肠胃，或者饮食不节，过食生冷或食不洁之物，损伤肠胃所致。湿热内蕴大肠，气机阻滞，故里急后重；湿热熏灼，损伤肠道黏膜和血络，故下痢黏液脓血或果酱便；若湿热下注大肠，传导失职，则腹痛泻稀黄水，且次数多，肛门灼热；小便短赤，舌苔黄腻、脉滑数，均为湿热内阻之象。

〔治法和方剂举例〕痢疾法当清热燥湿，调气行血，可用芍药汤[52]或白头翁汤[53]加减。腹泻法当清热利湿，可用葛根芩连汤[54]合四苓汤[55]加减。

上述证型可见于急性细菌性痢疾、阿米巴痢疾、急性肠炎等病。

2. 大肠津亏

〔证候〕大便干燥秘结，甚则如羊粪，难于解出，口干咽燥，舌红少津，或见黄燥苔，脉细。

〔分析〕本证多由于老年人或妇女产后，或热病后期津液亏乏所致。大肠津液不足，肠失润养，故便秘难下，甚则如羊粪；咽干口燥，舌红苔黄燥，脉细，是津亏有虚热之征。本证便秘的特点是腹无所苦，这是与实热便秘兼腹胀痛的区别点。

〔治法和方剂举例〕润肠通便，可用增液汤[56]合润肠丸[57]加减。

此证可见于习惯性便秘、妇女产后便秘、热病后期便秘等。

3. 肠虚滑脱

〔证候〕泻痢日久不愈，往往大便随矢气流出，甚则大便失禁，便后脱肛，食少神疲，腹痛绵绵，喜温喜按，四肢不温，腰酸怕冷，舌淡苔薄，脉弱。

〔分析〕久泻久痢，大肠气虚，导致脾肾阳虚，固摄乏力，因而大便失禁；阳气不升，气虚下陷，故食少神疲，肛门脱出；腹痛绵绵，喜温喜按，四肢不温，腰酸怕冷，舌淡苔薄，脉弱，皆为脾肾虚寒见症。

〔治法和方剂举例〕温阳健中，涩肠固脱，可用养脏汤[58]加减。详见表6.9。

此证可见于慢性痢疾、慢性肠炎、过敏性肠炎等病。

表 6.9　肺与大肠病辨证

证型		病理	主要症状				治法和方剂举例
			共同症状	常见症状	舌象	脉象	
虚证	肺气虚	肺气不足，宣降无力	咳嗽	咳喘无力，气短懒言，声音低微，畏寒，自汗	舌淡苔白	虚弱	补益肺气，补肺汤加减
	肺阴虚	肺阴不足，虚热内生		干咳无痰，或痰少而稠，口干咽燥，或咳痰带血，潮热，盗汗，颧红，五心发热	舌红少津	细数	滋阴润肺，百合固金汤加减
	大肠津亏	津液不足，肠失濡润	——	大便干燥秘结，甚则如羊粪，难于解出，口干咽燥	舌红少津	细	润肠通便，增液汤合润肠丸加减
	肠虚滑脱	大肠虚寒，滑脱不禁	——	泻痢日久不愈，随矢气流出，甚则大便失禁，脱肛，四肢不温，腹痛隐隐	舌淡苔薄	弱	温阳健中，涩肠固脱，养脏汤加减

续表

证型		病理	主要症状				治法和方剂举例
			共同症状	常见症状	舌象	脉象	
实证	风寒束肺	外感风寒，肺失宣降	咳嗽，头痛	恶寒发热，头身疼痛，鼻塞，流清涕，咳嗽痰稀白	苔白	浮紧	宣肺散寒，止咳化痰，杏苏散加减
	风热犯肺	外感风热，宣降失职		身热恶风，有汗，咳嗽稠痰，不易咳出，口渴，咽喉疼痛	舌薄苔黄	浮数	辛凉宣肺，止咳祛痰，桑菊饮加减
	燥邪伤肺 温燥	邪耗伤肺津，肺气不得宣降	鼻咽干燥，口干，咳嗽	身热有汗，干咳无痰，气逆而喘	舌红苔薄黄	细数	清肺润燥，桑杏汤加减
	燥邪伤肺 凉燥			恶寒身热，无汗，头痛鼻塞	苔薄白而干	浮	宣肺温润，杏苏散加减
	痰热壅肺	痰热壅肺，肺失肃降	咳嗽喘气，苔腻	咳黄稠痰，呼吸气粗，或咳黄色脓痰，或咳唾脓血痰有腥臭味，胸痛，口干或渴，大便秘结	苔黄腻	滑数	清热化痰平喘，麻杏石甘汤加减；清肺化痰排脓，苇茎汤加减
	痰浊阻肺	痰浊内阻，肺气不降	——	咳嗽痰多，呈泡沫样，或色白而黏，胸闷气喘，喉中痰鸣，甚则不能平卧	苔白腻	滑	燥湿理气化痰，二陈汤合苏子降气汤加减
	寒饮停肺	寒饮伏肺，肃降失常		咳嗽气喘，胸闷，痰多稀白，喉中痰鸣，怕冷，受凉则咳喘加剧，或兼表证	苔白滑腻	弦	温肺化饮，小青龙汤加减
	大肠湿热	湿热蕴结大肠，传导失职	——	里急后重，下痢脓液黏血或果酱样便；腹痛，泄泻稀黄水，肛门灼热，小便短赤	苔黄腻	滑数	清热燥湿，调气行血，芍药汤或白头翁汤加减；清热利湿，葛根芩连汤合四苓汤加减

五、肾与膀胱病辨证

肾为先天之本，其主要生理功能是藏精，主水，主骨，纳气，开窍于耳及二阴，所以肾的病变主要反映于肾精封藏不固，水液代谢失调，生长、发育、生殖的异常和气不摄纳等方面。肾病多为虚证，有肾阳虚、肾阴虚、肾气不固、肾不纳气、肾虚水泛等证型。

膀胱的主要生理功能为贮藏津液和排泄小便，所以膀胱的病变主要反映在小便的异常，多为实证，如膀胱湿热。

（一）肾病常见证型

1. 肾阳虚

〔证候〕面色淡白，形寒肢冷，手足不温，自汗，阳痿，不孕，腰膝酸软，头昏耳鸣，苔白质淡，脉沉迟而弱。

〔分析〕此证多由素体虚弱，或年老久病，或房劳过度损伤肾阳所致。肾阳虚衰，气血运化无力，不能上达于面，肢体得不到阳气的温暖，卫阳也失去固表的能力，故面色淡白、形寒肢冷、手足不温、自汗；肾藏精，为生殖之源，肾阳不足，不能鼓动阳事，故在男子则阳痿不用，女子则宫寒不孕；肾阳虚，精气不充，骨与脑髓失其充养，故腰膝酸软、头昏耳鸣；苔白质淡、脉沉迟而弱，均为肾阳不足之象。

〔治法和方剂举例〕温补肾阳，右归丸[59]或肾气丸[60]加减。

此证可见于慢性肾炎、肾上腺皮质机能减退、甲状腺机能减退、性神经衰弱等病。

2. 肾气不固

〔证候〕腰膝酸软，小便频数清长，或遗尿，小便失禁，夜尿多，滑精早泄，带下清冷，舌淡苔白，脉沉弱。

〔分析〕此证多由肾阳素亏，劳损过度，久病失养，肾气亏损，失其封藏固摄之权所致。肾气不固，膀胱失约，不能贮藏津液，故见小便频数清长、遗尿、小便失禁；夜间为阴盛阳衰之时，肾气虚则阴寒更盛，故见夜尿多；肾失封藏固摄之权，男子则见滑精早泄，女子则见带下清冷；腰膝酸软，舌淡苔白，脉沉弱，均为肾气不足之象。

〔治法和方剂举例〕固摄肾气，金锁固精丸[61]或缩泉丸[62]加减。

此证可见于慢性肾炎、糖尿病、尿崩症、性神经官能症等病。

3. 肾不纳气

〔证候〕呼多吸少，短气喘促，动则喘甚，腰膝酸痛，声低气怯，咳逆汗出，四肢不温，面部虚肿，舌淡，脉虚浮。

〔分析〕此证多由久病或过度房劳损伤肾气，气不归元，肾失摄纳所致。肺主呼气，肾主纳气，肾虚则气失摄纳，故声低气怯、呼多吸少、短气喘促；动则气耗，故动则喘甚；肾虚阳衰，卫表不固，故咳逆汗出、四肢不温；阳虚不能化气行水，故面部虚肿；腰膝酸痛，舌淡，脉虚浮，为肾气不足之象。

〔治法和方剂举例〕温肾纳气，可用人参胡桃汤[63]或参蛤散[64]加减。

此证可见于肺气肿、支气管哮喘、慢性心功能不全等病。

4. 肾虚水泛

〔证候〕周身浮肿，下肢尤甚，按之没指，腹胀满，尿少，腰酸痛，或见心悸，呼吸气促，喘咳痰鸣，苔白质淡，舌体胖，脉沉细。

〔分析〕此证多由素体虚弱，久病失调，肾阳衰弱不能温化水液，小便排泄障碍，以致水湿内停所致。肾阳虚不能化气水，水邪溢于肌肤，停于胃肠，故见周身浮肿、腹胀满、尿少；若水凌心肺，致心阳受阻，肺失肃降，故见心悸、呼吸气促、喘咳痰鸣；苔白质淡，舌体胖，脉沉细，为阳虚水泛之象。

〔治法和方剂举例〕温阳利水，真武汤[65]加减。

此证可见于慢性肾炎肾变型、营养性水肿等病。

5. 肾阴虚

〔证候〕头晕，健忘，腰膝酸痛，耳鸣耳聋，两颧红赤，五心烦热，盗汗，口干咽燥，失眠多梦，发落齿摇，足跟痛，甚则男子遗精或不育，女子崩漏或经闭不孕，舌红，脉细数。

〔分析〕此证多由久病耗伤肾阴，或房事不节耗伤肾精，及其他脏腑之阴虚影响肾阴亦亏等原因所致。肾阴亏虚，不能生髓充骨养脑，故头晕、健忘、腰膝酸痛、耳鸣耳聋、发落齿摇、足跟痛；肾阴不足，虚热内生，故见两颧红赤、五心烦热、失眠多梦、口干咽燥；肾阴虚而精少，故男子不育，女子经闭不孕；虚热内扰，故男子遗精，女子崩漏；舌红，脉细数，均为阴虚内热之象。

〔治法和方剂举例〕滋补肾阴，六味地黄丸[66]或左归丸[67]加减。

此证可见于神经衰弱，结核病，糖尿病，高血压，神经性耳聋，无排卵型功能性子宫出血、闭经等病。

（二）膀胱病常见证型

膀胱湿热

〔证候〕尿频，尿急，尿痛，尿道有灼热感，或小便困难，或排尿中断，尿色混浊或尿血，或有砂石，小腹胀满或腰部绞痛，舌苔黄腻，脉滑数。

〔分析〕此证多由湿热下注膀胱，气化功能受阻所致。湿热下注膀胱，气化失常，故尿频、尿急、尿道有灼热感或尿色混浊；膀胱气化被阻，故小腹胀满或腰部绞痛，尿痛，小便困难；湿热伤及血络，故见尿血；湿热煎熬津液，滓质沉结而成砂石，故排尿中断或尿中有砂石；苔黄腻，脉滑数，均属湿热之象。

〔治法和方剂举例〕清热利湿通淋，八正散[68]加减。

此证可见于泌尿系感染和结石、急性前列腺炎等病。详见表6.10。

表 6.10　肾与膀胱病辨证

<table>
<tr><td colspan="2" rowspan="2">证型</td><td rowspan="2">病理</td><td colspan="4">主要症状</td><td rowspan="2">治法和
方剂举例</td></tr>
<tr><td>共同症状</td><td>常见症状</td><td>舌象</td><td>脉象</td></tr>
<tr><td rowspan="4">虚证</td><td>肾阳虚</td><td>肾阳虚衰，生殖功能减退</td><td rowspan="4">腰膝酸软，腰痛喜按</td><td>面色淡白，形寒肢冷，自汗，阳痿，不孕，头昏耳鸣</td><td>苔白质淡</td><td>沉迟而弱</td><td>温补肾阳，肾气丸或右归丸加减</td></tr>
<tr><td>肾气不固</td><td>肾气亏耗，失其封藏固摄之权</td><td>小便频数清长，甚则遗尿，小便失禁，夜尿多，滑精早泄，带下清冷</td><td>舌淡苔白</td><td>沉弱</td><td>固摄肾气，金锁固精丸或缩泉丸加减</td></tr>
<tr><td>肾不纳气</td><td>肾气虚弱，不能纳气</td><td>呼多吸少，短气喘促，动则喘甚，声低气怯，咳逆汗出，面部虚肿，腰膝酸痛</td><td>舌淡</td><td>虚浮</td><td>温肾纳气，人参胡桃汤或参蛤散加减</td></tr>
<tr><td>肾虚水泛</td><td>肾阳虚，不能制水，水邪泛滥</td><td>周身浮肿，下肢尤甚，腹胀满，尿少，或见心悸，呼吸气促，喘咳痰鸣</td><td>苔白质淡舌体胖</td><td>沉细</td><td>温阳利水，真武汤加减</td></tr>
</table>

续表

证型		病理	主要症状				治法和方剂举例
			共同症状	常见症状	舌象	脉象	
虚证	肾阴虚	肾阴亏虚，虚热内扰	腰膝酸软，腰痛喜按	头晕，健忘，耳鸣耳聋，盗汗，两颧红赤、五心烦热，口干咽燥，失眠多梦，发落齿摇，足跟痛，男子遗精不育，女子崩漏或经闭不孕	舌红	细数	滋补肾阴，六味地黄丸或左归丸加减
实证	膀胱实热	湿热下注膀胱，气化受阻	——	尿频，尿急，尿痛，尿道灼热感或尿少中断，尿色混浊，或尿有砂石，小腹胀满或腰部绞痛	舌苔黄腻	滑数	清热利湿通淋，八正散加减

六、脏腑合病的常见证型

（一）心肺气虚

〔证候〕久咳不已，气短，心悸，动则加剧，面色㿠白，甚者可见口唇青紫，舌淡，脉细弱。

〔分析〕心肺并居上焦，是推动气血运行的主要器官，两者关系密切。在病理上，久咳引起肺气虚可导致心气虚，各种原因所致的心气虚也可引起肺气虚，其结果均形成心肺气虚证。肺气虚失其宣降，故久咳不已，气短，动则气耗而加剧；心气虚，搏动力弱，血液运行不足，故心悸，面色㿠白，甚者口唇青紫，舌淡，脉细弱。

〔治法和方剂举例〕补益心肺，可用保元汤[69]加减。

此证可见于肺气肿、肺心病、慢性心衰等病。

（二）心脾两虚

〔证候〕心悸怔忡，失眠多梦，健忘，食少，腹胀，便溏，倦怠乏力，面色萎黄，或皮下出血，月经色淡量多，崩漏，舌质淡嫩苔白，脉细弱。

〔分析〕多因病后失调，慢性失血，思虑过度耗伤心血，脾失所养
而致脾气虚弱；或饮食不节损伤脾气，脾失健运，气血化源不足而致心
血亏虚，这两种情况皆可形成心脾两虚之证。心血不足，神失所藏，故
心悸怔忡、失眠多梦、健忘；脾气虚则失健运，故食少、腹胀、便溏、
体倦乏力、面色萎黄；脾气虚弱则气不摄血，故皮下出血，或月经色淡
量多，崩漏；舌质淡嫩，苔白，脉细弱，均为心脾两虚之象。

〔治法和方剂举例〕补益心脾，可用归脾汤[32]加减。

此证可见于某些贫血、器质性心脏病、神经官能症，月经不调、功
能性子宫出血，紫癜等病。

（三）心肾不交

〔证候〕虚烦失眠，心悸不宁，健忘，头晕耳鸣，咽干，腰膝酸
软，多梦遗精，潮热盗汗，小便短赤，舌红无苔，脉细数。

〔分析〕凡能引起心阴（血）虚或肾虚的病因，均可导致心肾不
交。心阴（血）亏虚，神失所养，故虚烦失眠、健忘、心悸；肾阴虚
则腰膝酸软；肾的精气不能上荣于脑，故头晕耳鸣；心肾阴虚，虚火内
扰，精关不固，故多梦遗精；而潮热盗汗，咽干，小便短赤，舌红无
苔，脉细数，均属阴虚内热之象。

〔治法和方剂举例〕以虚烦失眠为主者，法当交通心肾，可用黄连
阿胶汤[70]加减；以遗精、腰膝酸软为主者，法当滋阴降火，可用知柏
地黄丸[71]加减。

此证可见于神经官能症和某些久病虚弱症。

（四）肝肾阴虚

〔证候〕头晕目眩，视物模糊，耳鸣，胁痛，腰膝酸软，咽干，颧
红，盗汗，五心烦热，男子遗精，妇女月经不调，舌红无苔，脉细数。

〔分析〕肝阴虚或肾阴虚经久不愈，多可导致肝肾阴虚。肝肾阴
虚，虚火上扰，故见头晕目眩、耳鸣；肝阴不足，目和肝之经脉失养故
视物模糊、胁痛；肾阴虚，冲任空虚，故月经不调；五心烦热，盗汗，

咽干，舌红无苔，脉细数，均为阴虚内热之象。

〔治法和方剂举例〕滋补肝肾可用杞菊地黄丸[18]或一贯煎[73]加减。

此证可见于贫血、结核病后期、神经官能症、高血压、慢性肝炎、中心视网膜炎、月经不调等病。

（五）肝脾不和

〔证候〕胁肋胀痛，精神抑郁或易怒，饮食减退，脘腹胀满，肠鸣，矢气多，大便不调，舌苔白，脉弦缓。

〔分析〕多由于肝气郁结，疏泄失常，肝气横逆犯脾，脾失健运所致。肝郁气滞，故胁肋胀痛，精神抑郁或易怒；脾失健运则见食少腹胀、肠鸣、矢气多、大便不调；舌苔白，脉弦缓，均为肝脾不和之象。

〔治法和方剂举例〕疏肝健脾，可用逍遥散[74]加减。

此证可见于慢性肝炎、胃肠神经官能症、慢性肠炎等病。

（六）肝火犯肺

〔证候〕胸胁灼痛，咳嗽呛逆，甚则咳吐鲜血，急躁易怒，烦热，口干苦，头晕目赤，舌红苔薄黄，脉弦数。

〔分析〕多由肝郁化火，上逆犯肺所致。肝郁化火，故胸胁灼痛、急躁易怒；肝火上逆犯肺，灼伤肺络，故咳嗽呛逆、咳吐鲜血；肝火上炎，故见烦热、口干苦、头眩目赤、舌红苔薄黄、脉弦数。

〔治法和方剂举例〕清肝泻肺，可用黛蛤散[75]合泻白散[76]加减。

此证可见于干性胸膜炎、肺结核等病。

（七）脾肺气虚

〔证候〕久咳不已，短气乏力，痰多清稀，食欲减少，腹胀便溏，甚则面浮足肿，苔白舌淡，脉细弱。

〔分析〕多因久咳肺虚，痰湿留积，损伤脾气，导致脾气虚；或因饮食不节损伤脾气，脾失健运，化源不足，导致肺气虚，这两方面都可引起肺脾气虚。肺气虚弱，津液不布，故久咳、短气乏力、痰清稀；脾气虚弱，运化失常，故食少、腹胀、便溏；若气不行水，水湿停留，则见面浮足肿；舌淡苔白，脉细弱，皆为气虚见症。

〔治法和方剂举例〕补脾益肺，可用参苓白术散[30]加减。

此证可见于慢性支气管炎、肺结核、肺气肿等病。

（八）肺肾阴虚

〔证候〕咳嗽痰少，动则气促，间或咳血，腰膝酸软，消瘦，骨蒸潮热，盗汗，颧红，遗精，舌红少苔，脉细数。

〔分析〕多因久咳耗伤肺阴，进而损及肾阴，或因房劳太过耗伤肾阴，导致肺阴不足，这两方面均可形成肺肾阴虚。肺阴虚故咳嗽痰少，动则气促；虚火上炎，灼伤肺络，故见咳血；肾阴不足，故腰膝酸软遗精；骨蒸潮热，颧红，盗汗，舌红苔多，脉细数，均属阴虚内热之象。

〔治法和方剂举例〕滋补肺肾，可用麦味地黄汤[77]加减。

此证可见于活动性肺结核等病。

（九）脾肾阳虚

〔证候〕畏寒肢冷，腰膝酸痛，面色㿠白和晦暗，少气懒言，体倦乏力，食欲不振，大便溏泻或五更泄泻，或面浮肢肿，甚则出现腹水，舌质淡，苔白滑，脉沉弱。

〔分析〕多因肾阳虚衰，不能温煦脾阳；或因脾阳久虚累及肾阳，两个方面均可引起脾肾阳虚。肾阳虚衰故见畏寒肢冷、腰膝酸软、面色㿠白或晦暗，及五更泄泻；脾阳虚衰，则见少气懒言、食少、便溏等症；脾肾阳虚，不能运化水液，故见面浮肢肿，甚则水湿停留腹腔内形成腹水；舌淡苔白滑，脉沉弱，均为阳虚之象。

〔治法和方剂举例〕温补脾肾。水肿可用真武汤[65]加减；腹泻或五更泻，可用附子理中汤[78]合四神丸[79]加减。

此证可见于慢性肠炎、肠结核，慢性肾炎肾病型等病。

（十）肝气犯胃（肝胃不和）

〔证候〕脘胁胀痛，善太息，嗳气吞酸，呕恶，苔薄黄，脉弦。

〔分析〕多由肝气郁结，疏泄失常，横逆犯胃，胃失和降所致。肝胃气滞，故脘胁胀痛、善太息；肝气横逆犯胃，胃失和降，故见嗳气、吞酸、呕恶；苔薄黄，脉弦，均为肝气犯胃之象。

〔治法和方剂举例〕疏肝和胃，可用柴平汤[80]加减。

此证可见于慢性胃炎、胃神经官能症、慢性胆囊炎、慢性肝炎等病。

第四节　六经辨证

六经辨证是《伤寒论》对外感热病在发生发展过程中，所反映的证候进行分类归纳的一种方法。六经分证最早见于《素问·热论》。《伤寒论》是后汉张仲景在此书的基础上，并总结了汉代以前我国劳动人民与外感热病做斗争的实践经验而写成的。他把外感热病的各种临床表现概括为太阳病、阳明病、少阳病、太阴病、少阴病、厥阴病用以说明病变部位、性质、正邪盛衰、病势趋向，以及六类病证之间的传变关系。三阳病证是以六腑病变为基础的，三阴病证是以五脏病变为基础的。

六经辨证适用于以外感寒邪为主的热性病的分证，但也包括一部分温病的内容。

六经辨证从病变部位分，太阳病主表，阳明病主里，少阳病主半表半里，而三阴病统属于里。从邪正的关系分，三阳病多实，三阴病多虚。在治疗原则上，三阳病重在祛邪，三阴病重在扶正。因此，六经辨证，既是区分证候的纲领，又是论治的准则。

一、太阳病

太阳经脉循行于头项和肩背等部位，其生理功能统管一身之营卫，有抵御外邪侵袭的作用。若外邪侵犯人体，太阳首当其冲。因此，太阳病是外感病的初期阶段，也就是病邪在表。它的一般症状是恶寒发热，头痛项强，脉浮等，这是由风寒外束，阳气被郁，经脉受阻，营卫失调所致。

由于病人的体质有强弱的不同，病邪的性质和感邪的轻重也不一样，所以太阳病有经证和腑证之分。经证中有表实证（伤寒）和表虚证（中风）的不同，腑证中又有蓄水和蓄血的区别。

（一）经证

所谓经证，系指外邪在肌表所呈现的症状而言。现分别介绍如下。

1. 表实证

〔证候〕恶寒，发热，头痛，身疼，骨节疼痛，无汗而喘，脉浮紧。

〔分析〕寒邪侵犯肌表则恶寒，阳气被郁则发热；寒为阴邪，其性收引凝敛，使太阴经脉流通不畅，故症见头身痛；皮毛闭塞，邪气内壅于肺，故症见无汗而喘；寒邪紧束于外，脉气鼓动于内，故脉象浮紧。

〔治法和方剂〕辛温发汗、宣肺平喘，用麻黄汤[81]。

2. 表虚证

〔证候〕头痛，发热，汗出，恶风，脉浮缓。

〔分析〕风为阳邪，其性开泄，使腠理疏松，所以自汗出（这是与表实无汗的鉴别要点）；因为汗出卫阳不固，故表现为恶风（与无风也怕冷的恶寒有异）；脉缓是对紧而言，脉现弛缓而不紧束，也是由于风性开泄所致。

〔治法和方剂〕辛温解肌、调和营卫，用桂枝汤[82]。

（二）腑证

太阳腑证是经证未解，随经而内传膀胱之腑所致。由于病邪有传入气分和血分的不同，所以有蓄水和蓄血两种不同证候。

1. 蓄水证

〔证候〕发热，汗出，心烦，渴欲饮水，水入即吐，小腹满，小便不利，脉浮。

〔分析〕发热、汗出、脉浮为太阳中风的表证未解；由于表邪未解，随经而入于腑，致膀胱气化失职，影响水道的通调和津液的输布，水停于下，故症见小腹满、小便不利；津液不能输布于上，故症见心烦、渴欲饮水；水邪内停，饮又助水，以致水邪上逆于胃，故水入即吐。

〔治法和方剂〕化气行水，用五苓散[83]。

2. 蓄血证

〔证候〕小腹急结或硬满，小便自利，精神如狂，甚则发狂。

〔分析〕太阳表证未解，病邪随经深入下焦血分，邪热与血相搏，停蓄在下焦小腹部位，故出现小腹急结或硬满；由于病在血分，没有影响膀胱气化功能，故小便自利；血是心藏神的物质基础，热入血分，心神被扰故精神如狂，甚则发狂。

〔治法和方剂〕清热破瘀，用桃仁承气汤[84]或抵当汤[85]。

二、阳明病

阳明经属胃和大肠。阳明主燥，所以外邪传入阳明胃肠多化燥化热，表现一派阳亢热极的证候。由于体质的差异和邪气侵犯的部位不同，所以阳明病也有经证、腑证之分。

经证指无形邪热弥漫全身；腑证指有形热结（燥屎）阻滞胃肠。

（一）经证

〔证候〕身大热，汗大出，口大渴，脉洪大，不恶寒，反恶热，面赤气粗，心烦躁扰，舌苔黄而干等。

〔分析〕太阳病已罢，邪气入里化热，故不恶寒反恶热；阳明经证以"四大"症为特点，都是里热蒸腾于外的征象；热邪上熏，故见面赤气粗；热扰心神则出现心烦躁扰；舌苔黄而干，是热盛津伤的表现。

〔治法和方剂〕清热生津，用白虎汤[86]。

（二）腑证

〔证候〕便秘，腹满硬痛，日晡潮热，烦躁，甚则谵语，舌苔黄厚干燥，或焦黑起刺，脉沉实。

〔分析〕胃热与肠中有形实邪相合，结成燥屎，腑气不通，故便秘，腹满硬痛；日晡是阳明气旺之时，故发潮热；热邪上扰心神，故症见烦躁，甚则谵语；脉沉实主里有实邪；苔黄厚而燥，或焦黑起刺，反映燥热之邪更甚。

〔治法和方剂〕峻下热结，用大承气汤[87]。

三、少阳病

少阳主半表半里。少阳病是外邪侵犯人体，在由表入里，由浅入深的过程中，出现正邪相持，病邪既不能完全入里，正气又不能驱邪完全出表，而界于表里之间的病变。

〔证候〕往来寒热，胸胁苦满，心烦喜呕；默默不欲食，口苦，咽干，目眩，脉弦等。

〔分析〕邪入少阳，病邪有进一步入里化热的趋势，正气又有鼓邪外出的功能，因而正邪纷争，病势出入未定，故呈现往来寒热的现象；少阳经脉循行于胸胁，病则经气不利，故胸胁苦满；胆之郁热犯胃，使消化呆滞，因而神情默默，不欲饮食；胆热郁蒸，胃气上逆，故见心烦喜呕，口苦，咽干等症；肝胆互为表里，肝开窍于目，胆热上窜清窍故目眩；脉弦为少阳病的主脉。

〔治法和方剂〕和解少阳，用小柴胡汤[88]。

四、太阴病

太阴病主要是脾的寒湿证。它的病变重点在里。多因三阳病治疗失当而引起，也有外邪直接侵犯的。

〔证候〕腹满，呕吐，食欲不振，腹泻，口不渴，腹痛阵发，舌质淡苔白滑，脉迟缓。

〔分析〕脾阳不足，运化无力，故腹满、食欲不振；脾胃升降失职，胃气上逆则呕吐，脾虚不能运化水湿，湿胜则腹泻；阳虚阴寒凝聚，故腹痛阵发，口不渴；舌淡苔白滑，脉迟缓，是脾虚寒湿的征象。

〔治法和方剂〕温中散寒，用理中汤[35]。

五、少阴病

少阴病是指心肾两脏衰退性的病变。它的一般症状是脉微细，但欲寐等。由于少阴气血衰虚，鼓动力弱，脉道不充，故脉微细；但欲寐，是精神疲乏至极，呈现欲睡不易入睡的昏沉状态，这是由于气血极度衰虚所致。

少阴经内连心肾，心为火热之脏，属阳；肾为寒水之脏，属阴。因此，邪犯少阴，既可从阴化寒，又可从阳化热。

（一）寒化证

〔证候〕恶寒，四肢厥冷，下利清谷，神疲欲睡而不易入睡，舌淡苔白滑，脉沉微。

〔分析〕少阴阳衰，阴寒内盛，阳气不能温煦于外，故恶寒；不达于四肢，故四肢厥冷；肾阳虚不能温暖脾阳，致运化失职，故下利清谷；神疲欲睡而不易入睡，为阳气极度衰虚所致；苔白滑，脉沉微，都是阳衰寒盛之象。

〔治法和方剂〕回阳救逆，用四逆汤[89]。

（二）热化证

〔证候〕心烦，不寐，口燥，咽干痛，舌红少津，脉细数。

〔分析〕邪入少阴从阳化热，虚热内扰心神，故心烦不寐；足少阴肾经循喉咙挟舌本，肾阴亏虚，阴液不能循经上济，故口燥，咽干痛；舌红少津，脉细数为阴虚火旺之象。

〔治法和方剂〕滋阴降火，用黄连阿胶汤[70]。

六、厥阴病

厥阴病与肝和心包有密切关系，是伤寒六经传变至最后阶段，为阴之尽，阳之始。因此厥阴病的证候比较复杂，除了因阴阳之气不相顺接可见到四肢厥冷的蛔厥、寒厥、热厥的证情，还有上热下寒，厥热胜复的不同病理变化。这里仅介绍蛔厥、寒厥、热厥三种证型。

（一）蛔厥

〔证候〕手足厥冷，气上掩心，心中疼热，饥而不欲食，吐蛔。

〔分析〕本证是由胃热肠寒，蛔虫不安所致。蛔虫躁扰上攻，致气血不能畅流，故四肢厥冷；气上撞心，心中疼热，均为上热证；因为上热则知饥，下寒故不欲食；肠寒胃热则蛔虫上窜，故吐蛔。

〔治法和方剂〕温脏安蛔，用乌梅丸[90]。

（二）寒厥

〔证候〕手足厥冷，恶寒，舌淡，脉微或脉细欲绝。

〔分析〕寒盛阳衰不能通达于四肢，故手足厥冷；恶寒，脉微，舌淡均属阳虚寒盛之象。若血虚有寒，四肢得不到气血的温养，也可见到手足厥冷；血虚则脉道不充，有寒则血液凝涩，故脉微欲绝。

〔治法和方剂〕回阳救逆，温通血脉。前者用四逆汤[89]，后者用当归四逆汤[91]。

（三）热厥

〔证候〕手足厥冷，烦热，口渴，小便黄赤，舌苔黄，脉滑。

〔分析〕热邪壅盛，阳气内郁，不能通达于四肢，故见四肢末端发凉；烦热，口渴，尿黄，脉滑等是热邪壅盛于内的现象。

〔治法和方剂〕清热和阴，用白虎汤[86]。

第五节　卫气营血辨证

卫气营血辨证是用于感受温热之邪的热性病的辨证方法。

卫气营血，本是中医生理学的名称。在温病学中引申其义，把它作为概括和划分温病发生、发展过程中，由浅入深、由轻转重的几个阶段——即由卫而气，由营而血的四个阶段，并将这四个阶段所出现的不同症状与体征作为辨证施治的依据，这叫做卫气营血辨证。

外感热病多起于卫分，渐次传入气分、营分、血分。在卫在气病较轻而浅，在营在血病深而重，这是病情发展的一般规律，故叶天士在《外感温热篇》中有"大凡看法，卫之后方言气，营之后方言血"的记载。但是这种传变规律，并不是一成不变的。由于病人的体质有强弱之分，感邪有轻重之别，有的受病后在卫分而解，不入气分的；有的很快就出现气分或营、血分证候的；还有的受病不久，热势弥漫，不但气分有热，而且血分也受热灼，表现为气血两燔的。因此，在临床辨证时，还应根据疾病的不同情况，具体分析，灵活应用。

温病的治疗大法是：在卫，宜辛凉解表；在气，宜清热生津；入营，宜清营透热；入血，宜凉血散血。故叶天士在《外感温热篇》中又指出："在卫汗之可也，到气才可清气，入营犹可透热转气……入血就恐耗血动血，直须凉血散血……"这是对温病在四个不同阶段治疗大法的经验总结。

一、卫分证

卫分证，一般见于温热病的早期，病位在皮毛与肺，反映出温热之邪开始侵入肤表的一系列症状。

〔证候〕发热，微恶寒，头痛，咳嗽，口渴，无汗或少汗，舌边尖红，苔薄白或微黄，脉浮数。

〔分析〕卫气与温热病毒抗争，温为阳邪，故发热；卫外功能失调，故微恶寒；温邪上熏于脑，故头痛；肺合皮毛与卫气相通，卫气郁阻则肺失宣降，故咳嗽；温热伤津，故口渴；卫气开阖失司，则为无汗或少汗；舌边尖红，苔薄白或微黄，脉浮数，是热邪稽留于卫分之征。

〔治法和方剂〕辛凉解表，可用银翘散[92]加减。

二、气分证

温邪在卫分郁而不解，势必向里传入气分。传入气分的特征是，但发热，不恶寒，口渴，苔黄等。由于邪热入里，随着所在脏腑部位的不同，其病理变化与临床证候也不一样。所以气分证又可分为热壅于肺、热炽阳明、热结肠道、热郁于胆，以及湿热蕴脾等。

（一）热壅于肺

〔证候〕发热，喘咳，胸痛，咳痰黄稠，口渴，喉痛，鼻翼煽动，舌苔黄，脉数。

〔分析〕热壅于肺，肺失宣降，故见发热、喘咳、胸痛、痰黄稠、鼻翼煽动；热伤肺津，故见口渴、喉痛；舌苔黄，脉数是气分热盛的特点。

〔治法和方剂〕清热宣肺平喘，可用麻杏石甘汤[47]加减。

（二）热炽阳明

〔证候〕大热，大渴，喜冷饮，大汗出，面赤气粗，舌苔黄燥，脉洪大。

〔分析〕热炽阳明，灼伤津液，故大热、大渴、喜冷饮；邪热蒸腾，逼液外泄，故大汗出；面赤气粗，舌苔黄燥，脉洪大，均为内热壅盛之征。

〔治法和方剂〕清热生津，可用白虎汤[86]加减。

（三）热结肠道

〔证候〕日晡潮热，大便燥结，腹满硬痛，拒按，口渴咽燥，苔黄厚而干，脉沉实有力。

〔分析〕本证多由温热之邪稽留肠道，严重耗伤津液所致。阳明经气旺于日晡，热结肠道，故日晡潮热；热耗津液，肠道干涩不润，故见口渴、咽燥、大便燥结；燥屎内结，腑气不通，故腹痛拒按；苔黄厚而干，脉沉实有力，均为里实热象。

〔治法和方剂〕润燥泻热通便，可用增液承气汤[93]加减。

（四）热郁于胆

〔证候〕发热，口苦，胁痛，脘闷，呕恶，小便黄短，或寒热如疟，苔黄腻，脉弦数。

〔分析〕热郁于胆，疏泄失常，故发热、口苦、胁痛；胆热犯胃，胃气上逆，故脘闷、呕恶；若胆病累及少阳，其病变部位在半表半里，邪正纷争，故寒热如疟；小便短黄，苔黄腻，脉弦数是胆胃不和，痰湿内停之象。

〔治法和方剂〕清胆利湿，和胃化痰，可用蒿芩清胆汤[94]加减，

（五）湿热蕴脾

〔证候〕身热不扬，午后热甚，汗出而热不解，胸脘痞闷，呕恶纳呆，肢倦困重，口渴不多饮，小便短赤，大便溏，苔黄腻，脉濡数。

〔分析〕湿为阴邪，其性黏滞，湿遏热伏，故身热不扬，汗出而热不解；湿邪阻碍气机，故胸脘痞闷、呕恶纳呆；湿性重浊，留着体内，故肢体困重；热伤津液则口渴，湿邪停聚故不多饮；尿短赤，大便溏，苔黄腻，脉濡数，也是湿热阻遏气分之征。

〔治法和方剂〕化湿清热，可用三仁汤[95]加减。

三、营分证

营分证，是由于热在气分不解，津液大伤，热邪乘虚内陷心营，从而出现营阴受损，心神被扰的一系列症状，是温病发展到严重阶段所成的证候。

（一）热伤营阴

〔证候〕身热夜重，口干不喜饮，心烦不寐，舌质红绛，或见神昏谵语，斑疹隐隐，脉细数。

〔分析〕热邪侵入营分，营阴受损，故身热夜甚；营分有热，心神被扰，故心烦难以入睡，甚则神志不清，有时谵语；热伤津液则口干，热不在气分而在营分，故不喜多饮；营分有热，势必累及血分，所以舌质红绛，或见斑疹隐隐；脉细数为热盛阴伤之象。

〔治法和方剂〕清营透热，可用清营汤[96]加减。

（二）热入心包

热入心包病证，已见前面"心与小肠辨证""热扰心神"部分，这里不再赘述。

四、血分证

血分证是温热发展到最严重阶段之病证。除耗血、动血出现各种出血症状外，还可出现气血两燔、热盛动风、肝肾阴亏等病变。

（一）血热妄行

〔证候〕出血（包括吐血、衄血、尿血和发斑等），血色鲜红或深红带紫，发热夜重，心烦少寐，甚至躁扰发狂，舌质深绛。

〔分析〕热邪迫血妄行，故见吐、衄、尿血等动血症状，且血色鲜红；热邪伤阴，营阴受损，则见发热夜重；热扰心神则见心烦少寐，甚则躁扰发狂；舌质深绛，是热邪深入血分的特征。

〔治法和方剂〕清热凉血，可用犀角地黄汤[97]加减。

（二）气血两燔

〔证候〕高热，口渴，烦躁不宁，吐血，衄血，发斑，舌绛苔黄，脉数。

〔分析〕高热、口渴、苔黄，是气分热盛之征；烦躁不宁、吐血、衄血、发斑、舌绛，为血分热盛之象。

〔治法和方剂〕气血两清，可用清瘟败毒饮[98]加减。

（三）肝热动风

〔证候〕高热，口渴，心烦，眩晕，头胀痛，甚则抽搐、角弓反张，舌红，苔黄燥，脉弦数。

〔分析〕热邪亢盛灼伤津液，故高热、口渴、心烦；热邪上扰清窍，故眩晕、头胀痛；血热伤肝，筋脉失养，则见抽搐、角弓反张等热盛动风之象；舌红苔黄燥，脉弦数，也是肝热内盛之征。

〔治法和方剂〕凉肝熄风，可用羚角钩藤汤[26]加减。

（四）虚风内动

〔证候〕热势不高，口干舌燥，手足蠕动，舌颤，甚至抽搐，心悸，神疲欲睡，舌绛少苔，脉虚数。

〔分析〕温病后期，伤及肝肾，真阴亏损，而邪也不甚，故热势不高，神疲欲睡；热邪久留，真阴损耗，筋脉失养，故口干舌燥，手足蠕动，舌颤，甚至抽搐；舌绛少苔，脉虚数，是阴虚内热之象。

〔治法和方剂〕滋阴潜阳熄风，可用大定风珠[99]加减。

小　结

　　祖国医学通过长期的医疗实践，逐步形成了一套完整的辨证理论，主要包括八纲辨证、脏腑辨证、气血津液辨证、六经辨证、卫气营血辨证等内容。

　　八纲辨证，是中医辨证的概括性纲领。它能概括病变的大体类别（阴证或阳证）、部位（表证或里证）、性质（寒证或热证）和邪正盛衰（虚证或实证）的总体情况，但必须结合运用脏腑辨证、卫气营血辨证等具体辨证方法，才能确定具体的病因、病位、性质和正邪斗争情况，从而明确诊断，为治疗提供可靠依据。

　　脏腑辨证，是以脏腑学说为指导的、临床上应用最广泛的一种辨证方法。它和八纲辨证、病因辨证、气血津液辨证等辨证方法紧密结合在一起，用以分析判断疾病的病因、病位、性质和正邪斗争的具体情况，从而作出比较全面而具体的诊断，能够反映出或接近于疾病的本质。

　　气血津液辨证，是以脏腑辨证为基础，结合气血津液的生理病理特点的一种辨证方法。这一辨证方法只是对气血津液的病变所发生的各种证候，予以提纲挈领的概括，以便于学习脏腑辨证等内容。

　　六经辨证，是用于感受寒邪为主的外感热性病的辨证方法。它以六经的名称概括有关脏腑和所属经脉的病理变化，对这类外感热病的六个不同阶段和六类证候的发生、发展和转归进行辨证分析，并阐明了理法方药的有机联系。

　　卫气营血辨证，是用于感受温热之邪引起的外感热性病的辨证方法，是对温病中的不同脏腑病理变化的概括。它根据温病病变的层次浅深，病情轻重和传变情况，分为卫分病、气分病、营分病和血分病，以指导温病的辨证论治，同时也补充了六经辨证的不足，使外感热病的辨证逐渐完善。

　　上述各种辨证方法在临床上可以根据病情灵活选用，有时又须互相联系、互相补充，对疾病的诊断才能准确完善。其中的八纲辨证是各种辨证方法的概括性纲领，它概括各种具体辨证方法的共性；脏腑辨证、六经辨证、卫气营血辨证等方法，又各有其特点和适用范围。所以八纲辨证和其他辨证方法的关系是共性和个性的关系，但都是以脏腑学说为理论基础的。

八纲辨证与其他具体辨证方法和脏腑学说的关系如图6.1所示。

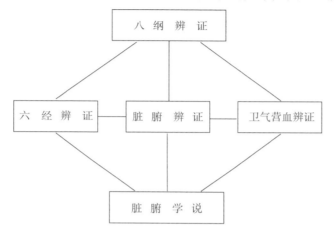

图6.1　八纲辨证与其他具体辨证方法和脏腑学说的关系

思　考　题

1. 祖国医学为什么特别重视辨证？"证"和"症状"有什么区别和联系？

2. 试说明八纲辨证的表与里、寒与热、虚与实、阴与阳所概括的证候特点及其相互之间的关系。

3. 气、血、津液辨证各归纳有哪些主要证候？它与脏腑辨证的关系怎样？

4. 学习脏腑辨证有什么重要意义？试说明心、肝、脾、肺、肾、胃病的主要证型及其病变机理。

5. 脏与脏、脏与腑之间的病变关系怎样？试举例说明之。

6. 六经辨证、卫气营血辨证的特点是什么？各自的传变关系怎样？

7. 各种辨证之间的关系怎样？为什么说脏腑学说是各种辨证的理论基础？

第七章 预防与治则

第一节 预　防

预防，就是采取一定的措施防止疾病的发生与发展。

毛主席教导说："应当积极地预防和医治人民的疾病，推广人民的医药卫生事业。"预防为主，是我国卫生工作的四大方针之一。我们一定要深刻领会预防为主对于保护人民健康、建设社会主义的重大意义，彻底批判"重治轻防"的错误思想，把对疾病的预防工作放在卫生工作的首位。

祖国医学在总结古代劳动人民与疾病做斗争的经验中，就已初步认识到了预防疾病的重要意义。早在《内经》中就提出"治未病"的思想，所谓治未病包括未病先防和既病防变两个方面的内容。

一、未病先防

未病先防，就是在未病之前，做好各种预防工作，以防止疾病的发生，其主要内容有以下三个方面。

1. 保持精神舒畅

祖国医学认为精神情志活动与机体的生理、病理变化是密切相关的。强烈的或持续时间较长的精神刺激，会引起人体阴阳失调，气血不和而发生病变；或使正气内虚，易于招敛外邪而诱发疾病。所以祖国医学有"精神内守，病安从来"的记载，它强调了保持精神舒畅对预防疾病的重要性。

2. 加强身体锻炼

祖国医学非常重视身体的锻炼。汉代医学家华佗根据"流水不腐，户枢不蠹"的道理，创造了"五禽戏"的健康运动，指出劳动可以疏利关节，促使血脉流通，以防止疾病的发生，有如流动的水不易腐坏，户枢经常转动就不会被虫蛀一样。此外，像太极拳、八段锦等多种健身方法，也常被人们用以锻炼身体、增强体质，提高机体的抗病能力。其他如讲究卫生、注意饮食调节、劳逸适度以及适应四时气候变化、避免外邪侵袭等，也都是预防疾病发生的重要环节。

3. 运用药物防病

在药物防病方面，早在《素问遗篇·刺法论》中，就有"小金丹"等方法预防传染病的记载。我国 16 世纪或更早发明的人痘接种法，用来预防天花，是世界医学人工免疫法的先驱。此外还有苍术、雄黄等烟熏以消毒防病的方法等。在 1949 年后，我国运用中草药防治疾病有了很大的普及和发展，如用板兰根防治流行性腮腺炎，以贯众、大青叶、野黄连等中草药预防"流脑"，还有用苦楝叶、号筒杆、辣蓼草灭蝇、灭蛆等，均有一定效果。

我国劳动人民在长期医疗实践中所创造的有关预防疾病的理论和方法，对于保障人民的身体健康起了重要作用，但由于历史条件的限制，里面也夹杂一些消极养生的唯心主义糟粕。因此我们应该取其精华、去其糟粕，并不断地吸收现代预防医学的经验和方法，为创造我国新的预防医学，为人类的保健事业做出贡献。

二、既病防变

未病先防，这是最理想的积极措施。如果已经得病，就要争取早期治疗，防止疾病的发展与传变。《素问·阴阳应象大论》说："故邪风之至，疾如风雨，故善治者治皮毛，其次治肌肤，其次治筋脉，其次治六腑，其次治五脏……"这说明外邪侵袭人体，如果不及早进行治疗，病邪就可能逐步深入，由表入里，侵犯内脏，使病情愈来愈复杂，治疗也就愈来愈困难。因此，在防治疾病过程中，一定要掌握疾病发生发展规律及其传变途径，做到早期诊断，有效治疗，才能防其传变。如临床上根据肝病传脾的病变规律，常在治肝的同时，配合以健脾和胃的方法，就是既病防变法则的具体应用。又如清代叶天士根据温热病伤及胃阴之后，病势进一步发展必然耗及肾液的病变规律，于是在甘寒养胃阴的方药中加上一些咸寒滋肾的药物，提出"务在先安未受邪之地"的治疗原则，也是既病防变法则在临床上具体运用的范例。

第二节　治　则

治则，就是治疗疾病的基本原则。祖国医学的治疗原则是在长期临床实践中总结出来的治疗规律，对临床具体立法和处方用药具有普遍的指导意义。治则的确定是建立在整体观念和辨证的基础上的，以四诊收集的客观资料为依据，对疾病进行全面的分析、综合与判断，从而针对不同的病情制定出各种不同的治疗原则。治疗原则与具体的治疗方法是不同的，治疗原则是指导治疗方法的，反之，治疗方法是从属于一定的治疗原则的。如汗法就要掌握因时、因地、因人制宜的原则，下法和补法，就要根据邪正盛衰，掌握祛邪和扶正的原则等等。

本章介绍的治疗原则有充分调动两个积极性，因时、因地、因人制宜，标本主次，正治反治，扶正祛邪，同病异治、异病同治六个方面的内容。至于具体治疗方法，将在方剂学及有关部分介绍。

一、充分调动两个积极性

唯物辩证法的宇宙观认为，事物发展的根本原因，不在事物的外部，而是在事物的内部，在于事物内部的矛盾性。外因是变化的条件，内因是变化的根据，外因通过内因而起作用。在治疗疾病的过程中，要正确认识并处理好人与物以及医生与患者之间的关系，充分调动两个积极性。药物虽然是治疗疾病的重要因素，但不是决定因素，决定因素是人而不是物，因为各种治疗措施只有通过人才能起作用。

充分调动医生与患者两方面的积极性，就是要发挥人的主观能动性。《素问·汤液醪醴论》说："病为本，工为标，标本不得，邪气不服。"这里所说的"病"是指病人；"工"是指医生；并说明治病需要病人和医生的密切配合，如果医生和病人配合得不好，就不能制服病邪、战胜疾病。祖国医学这种重视患者机体，并注意提倡病人与医生紧密配合的思想，至今仍然具有指导临床的现实意义。

医务工作者要树立全心全意为人民服务的思想，处处关心体贴病人的疾苦，仔细做好病人的思想工作，虚心听取并采纳患者对治疗的合理化建议，对技术精益求精，不断提高医疗水平和服务质量；患者要主动积极地与医务人员相配合，毫不隐瞒地向医生讲述病情，遵守医嘱，改变消极接受治疗的被动局面，树立战胜疾病的坚强信心，充分发挥机体内在因素在治疗中的主导作用，这样才能加速地战胜疾病、恢复健康。

二、因时、因地、因人制宜

毛主席教导说："我们必须时刻记得列宁的话：对于具体事物作具体的分析。"疾病的发生发展与多方面的因素有关，如时令气候，环境条件，体质强弱等。因此在治疗疾病时，也必须考虑到不同季节，不同地区和不同体质等特点，对疾病的具体情况进行具体分析，予以区别对待，制定适宜的治疗方法，这就是因时、因地、因人制宜。

以感冒发热为例。若隆冬严寒，腠理致密，感冒风寒，宜用麻黄、桂枝之类辛温发汗；而盛夏炎暑，腠理开泄，虽感冒风寒，多兼暑湿内闭，宜用香薷、藿香之类祛暑解表，这叫做因时制宜。西北地高气寒，外感多见风寒表证，治宜辛温解表；东南地低气温，外感多见风热表证，治宜辛凉解表。即使同属风寒外感，在寒冷地带，多使用麻黄、桂枝一类辛温药物，用量也大；而在温热地带，往往只用苏叶、荆芥一类微温药物，就能达到治疗目的，这就叫因地制宜。人体又有年龄、性别和体质的不同，如老年人体质衰弱，青壮年形体壮实，小孩气血未充，妇女产后气血衰虚，虽都是外感风寒，在治疗时药味的选择，药量的轻重都必须区别对待，这就叫因人制宜。

因时、因地、因人制宜这三个方面是密切联系不可分割的。因人制宜，是说在治疗时不能孤立地看待疾病，而要看到病人的整体；因时、因地制宜，是说在治疗时只注意病人的整体还不够，必须把人与自然界的关系结合起来分析。

三、标本主次

标本是一个相对的概念。以邪正来说，正气为本，邪气为标；以病与症状来说，病因为本，症状为标；以发病先后来说，原发病为本，继发病为标。在辨证时，可以通过对标本的分析、归纳，分清病症矛盾的主次关系，从而确定治疗的步骤，以指导临床实践。

（一）治病求本

治病求本，就是指研究和找出疾病的本质，针对病因病机进行治疗。解决了疾病的"本"，疾病的各种现象就随之消失，这是辨证论治中必须遵循的基本原则。如脾阳虚而出现形寒肢冷、腹痛便溏等症状，脾阳虚是本，症状是标，治疗当温补脾阳，使脾气健运，腹痛、便溏等症状自然消失。

（二）标本缓急

疾病是一个复杂的矛盾变化过程，矛盾的主要方面和非主要方面互相转化着，在一定条件下，标症也可以转化为矛盾的主要方面，这就必须权衡标本的轻重主次，然后确定治法的先后缓急，急则治其标，缓则治其本。

急则治其标，是指标病甚急，可危及患者生命或影响本病的治疗时所采用的一种暂时救急法则。例如肝病患者，若出现了腹水胀满、呼吸喘促、二便不利的危急症状时，治疗就应当先解决标症的腹水，使腹水消退，再治肝的本病。又如肺结核、胃溃疡的病人，在病变过程中出现了咳血、呕血的症状时，也应先止其血以治标，待血止后，再分别治其本病。

缓则治其本，是指在一般情况下，治病必须治病的根本。这个法则，对于指导慢性疾病的治疗更有意义。如肺结核的病人，若是阴虚肺燥引起的午后发热、咳嗽等症，治疗时不应把重点放在退热、止咳以治标，而应着重于滋阴润肺以治本。解决了阴虚肺燥，提高了机体抗病能力，则发热、咳嗽等症状也就随之消失。

急则治其标、缓则治其本的治疗原则，我们要明确的是，治标是一时的权变措施，治本才是根本的治则，治标就是为治本创造条件，其目的仍是为了更好地治本。因此标本缓急的治疗原则与治病求本是相辅相成的。

（三）标本同治

标本同治，是在病症标本并重的情况下，所采用的标病与本病同时治疗的原则。例如，气虚的病人患感冒病，可以解表与益气两法并用。又如，温热病发展过程中，由于胃肠实热不解而阴液大伤，则可以泻下与滋液两法合施。这样标本同治，是切合病情的，不仅不会影响疗效，反而能提高疗效、缩短病程。因为气虚感冒，若单纯益气，则邪留而表证不解；只单纯解表，则汗出而正气更伤。温病实热阴伤者，单用泻下，则进一步耗竭阴液；仅用滋液，则邪热又不能从下而解。由此可见，在标本俱急的情况下，应用标本同治的原则，不但是可行的，而且是必要的。当然标本同治也不是治标与治本不分主次地平均对待，而应根据临床具体病情，有所侧重。

四、正治反治

正治，是逆疾病的症象而治，故又称"逆治"。反治，是顺从疾病的症象而治，故又称"从治"。《素问·至真要大论》"逆者正治，从者反治"就是这个意思。

（一）正治

在一般情况下，疾病的现象（症状）与本质（病因病机）是一致的，即寒病见寒象，热病见热象，虚病见虚象，实病见实象。在治疗上就要采用"寒者热之""热者寒之""虚则补之""实则泻之"等逆其症象而治的法则。这种法则在临床上是经常使用的。

（二）反治

这是在特殊的情况下，某些严重疾病所表现的症状与疾病的本质不符而出现一些假象时，采用顺从其症象而治的一种法则。反治法用于临床，一般有以下四种情况。

1. 寒因寒用

是指用寒性药物治疗恶寒的症状。如热邪部遏在里，阳气不能外达，而反见四肢厥冷的内真热而外假寒证，便要用顺从疾病症象的寒性药治疗其里热的病变本质，里热得清，阳气外达，而四肢厥冷的症状亦随之消失，这就是以寒治寒的"寒因寒用"。

2. 热因热用

是指用热性药物治疗发热的症状。如阴寒之邪盛于内，阳气格拒于外，而反见肤热、面赤等内真寒而外假热证，就要用温热药物治疗其里寒的病变本质，里寒消散，阳气回复而在外的热象亦随之消失，这就是以热治热的"热因热用"。

3. 塞因塞用

是指用补塞的药物治疗闭塞不通的病症。如因中气不足、脾虚不运而致的腹胀，用补脾益气的方法治疗；气虚血枯引起的闭经，用补养气血的药物治疗等，都是以补开塞的"塞因塞用"。

4. 通因通用

是指用通利的药物治疗通泄病症。如因食积所致的腹泻，用消导泻下的药物治疗；因瘀血引起的崩漏，用活血逐瘀的药物治疗；因实热坚结引起的腹泻，用泻热去实的药物治疗，都属于以通治通的"通因通用"。

从以上分析可以看出，反治法虽然是顺从疾病症象而治疗的一种方法，但它仍是针对疾病的本质而治疗的，所以反治法和正治法从本质上讲，都是治病求本的。

此外，还有反佐法。当疾病发展到阴阳格拒的严重阶段而出现假象，或对大寒证、大热证的治疗，如果单纯以热治寒或以寒治热，往往会发生药物下咽即吐的格拒现象，不能达到治疗目的，影响治疗效果。此时就要用反佐法以起诱导作用，防止疾病对药物的格拒。反佐法的具体应用有两种，一是在方剂的组成中用反佐药物，如在温热剂中加入少量苦寒药，像白通加猪胆汁汤，就是在以姜附为主的大剂温热药中，佐以少量的苦寒猪胆汁作为诱导；另一种是服药方法上的反佐，如用寒药治热证而采用热服法，和用热药治寒证而采用冷服法。《素问·五常政大论》说"治热以寒，温而行之；治寒以热，凉而行之"以及后世医家所说的"姜附寒饮，承气热服"，均指此而言。

五、扶正祛邪

（一）扶正祛邪的概念与含义

正与邪是一对矛盾。疾病的发生、发展过程，就是"正邪交争"，损害与抗损害的矛盾斗争过程。扶正与祛邪，就是解决正邪矛盾，使疾病向痊愈方面转化的两个治疗原则。

所谓扶正，就是使用扶助正气的方药，或用针灸，配合食物营养、功能锻炼等疗法，增强体质，提高机体的抗病能力，以达到祛除邪气、战胜疾病、恢复健康的目的。临床上常用的益气、养血、滋阴、助阳等方法，都是在扶正的治疗原则指导下，根据病人正虚的不同情况制订出来的。祛邪，就是使用祛逐邪气的方药，或运用手术和针灸等疗法，祛除病邪，以达到邪去正复的目的。临床上常用的发汗、攻下、清热、消导等方法，都是在祛邪的治疗原则指导下，根据病人邪实的不同情况制订出来的。

（二）扶正祛邪的运用

扶正与祛邪的两个治疗原则，是紧密联系、互相配合的。扶正是为了祛邪，所谓"正足邪自去"；祛邪是为了扶正，所谓"邪去正自安"。因此，在临床运用时，必须以辩证唯物论作指导，认真细致地观察正邪双方的相互消长和盛衰情况，根据正邪在矛盾中所占的地位，区别扶正与祛邪的主次、先后，灵活运用。

1. 扶正的运用

这一原则的运用，从总的方面来说，适用于以虚为主要矛盾的病人。但根据临床的不同情况，分以下三个方面。

（1）扶正以祛邪。适用于正气大虚，邪也衰少的患者。例如外感热病的后期，阴液亏损，症见大便秘结，形如羊粪，不易排出，舌质红，少苔，口唇干燥等，就要用增液汤[56]滋阴通便（增水行舟），这就是扶正以祛邪，"正足则邪自去"的具体运用。

（2）扶正兼祛邪。适用于正气衰虚，邪留不去的患者。例如气虚型的感冒，症见恶寒，发热，精神疲乏，少气懒言，就要用益气解表法，在扶正的基础上兼以祛邪。

（3）先扶正后祛邪。适用于正气大虚，而邪气亦盛，不耐攻伐的病人。例如腹部有痞块（相当于肝脾肿大）的患者，症见大腹肿满，食欲极度减退，形体消瘦，面色萎黄，四肢倦怠无力等，就要先扶正（调理肺胃），后祛邪（软坚消积）的治疗步骤进行治疗。

2. 祛邪的运用

这一原则的运用，从总的方面来说适用于以邪实为主要矛盾的病人。但根据临床的不同情况，分以下三个方面：

（1）祛邪以存正。适用于病邪亢盛，正气未衰的患者。例如外感热病过程中，热结肠道，腹胀满痛，大便不通，舌苔黄燥，就要用大承气汤[87]急下存阴，这就是祛邪以存正，"邪去正自安"的具体运用。若不急于衰邪，则燥热炽盛，更伤阴液，影响神明，从而出现谵语昏迷等严重证候。

（2）祛邪兼扶正。适用于邪气未祛，正气初伤的患者。例如热性病过程中，高热伤阴，表现为大汗，心烦，口渴，唇舌干燥，就要用白虎加人参汤[100]以清热生津，这就是以祛邪为主兼以扶正的具体运用。

（3）先祛邪后扶正。适用于邪气亢盛，而正气也虚的患者。例如慢性病中的狂证（相当于精神病），症见狂妄不宁，叫嚣打骂，甚至登高而歌，弃衣而走，肢体消瘦，颜面不泽等，就要采取先祛邪（泻火平痰），后扶正（养血滋阴）的治疗步骤。

此外，运用扶正与祛邪的治疗原则，还必须注意以下两点。

（1）扶正要防留邪。扶正固有"正足邪自去"的一面，但扶正药用得过早、过量，也有引起留邪的一面。例如温热病，通过治疗，达到热退身凉，若认为身凉是虚寒而用温补药，往往引起复发。所以叶天士在《温热论》中，有"恐炉烟虽熄，灰中有火"的说法。这是叶氏治疗温病总结经验教训的叙述，用以指导临床有一定的现实意义。

（2）祛邪要防伤正。祛邪固有"邪祛正自安"的一面，但祛邪药用的过量、过久，也有引起伤正的一面。所以《素问·五常政大论》中，有"大毒治病，十去其六，常毒治病，十去其七，小毒治病，十去其八，无毒治病，十去其九……无使过之，伤其正也"的说法。这些论点，充分地说明了用药祛邪要掌握一定的限度。总之，扶正与祛邪，既要看到它有利的一面，又要看到它不利的一面，用一分为二的观点认识扶正与祛邪，才能用之适当，扶正不留邪，祛邪不伤正，收到预期的治疗效果。

六、同病异治，异病同治

由于病邪性质的不同和机体反应的差异，相同的疾病往往有多种不同的病机；而同一疾病发展的不同阶段，病机也会发生变化，所以同一疾病往往有多种不同的治法，这叫做同病异治。例如同一个感冒病，由于风寒证与风热证的不同病因和病理，治疗就有辛温解表和辛凉解表之分。又如麻疹，由于病变的发展阶段不同，治疗也就不同，麻疹初期病邪在表，宜发表透疹；中期多为肺热壅盛，宜清热解毒；后期多是余热未尽，肺胃阴伤，宜养阴清热。

在不同的情况下，由于病邪侵犯的部位不同和脏腑功能的复杂联系等条件，相同的病因可引起不同的疾病；而不同的疾病也可出现相同的病机，所以不同的疾病又往往可以采用相同的治法，这叫做异病同治。如久痢、久泻、脱肛、子宫下垂等病症，均可采用补中益气法治疗；再如失眠、心悸、妇女月经不调等病症，在它们病变过程中，若均处于心脾两虚的相同病变阶段，就要用补益心脾的同一方法来治疗。

小　结

预防和治疗是战胜疾病，保障人民身体健康的必要措施。

在预防方面，要批判"重治轻防"，贯彻预防为主的卫生工作方针，做到未病先防，既病防变。

在治疗原则方面，要充分调动两个积极性，医生与患者紧密配合，

第七章　预防与治则

共同战胜疾病。祖国医学很重视内因的主导作用，从而提出扶正以祛邪、祛邪以存正的治疗原则。为了抓住疾病的主要矛盾，又提出了治病求本、标本缓急、标本兼治以及正治、反治等原则。同时非常注意区别矛盾的共性和个性，并总结出异病同治、同病异治及因时、因地、因人制宜等治疗原则。这些治疗原则，经过医疗实践的反复检验，证明确实是行之有效的，所以至今对中医的临床实践仍有着重要的指导作用。

思 考 题

如何理解并进一步发展祖国医学的预防思想？

附：参考方剂

〔1〕养心汤：黄芪　人参　甘草　茯苓　茯神　当归　川芎　柏子仁　　酸枣仁　远志　五味子　半夏曲　肉桂

〔2〕桂枝甘草汤：桂枝　甘草

〔3〕参附汤：人参　附子

〔4〕四物汤：地黄　当归　白芍　川芎

〔5〕补心丹：人参　玄参　丹参　茯苓　五味子　远志　桔梗　当归　　天冬　麦冬　柏子仁　酸枣仁　生地黄　朱砂

〔6〕导赤散：生地黄　木通　甘草　竹叶

〔7〕三黄泻心汤：大黄　黄连　黄芩

〔8〕瓜蒌薤白半夏汤：瓜蒌　薤白　半夏　白酒

〔9〕血府逐瘀汤：当归　生地　桃仁　红花　枳壳　甘草　桔梗　川　　芎　牛膝　柴胡　赤芍

〔10〕礞石滚痰丸：青礞石　大黄　黄芩　沉香

〔11〕生铁落饮：天冬　麦冬　贝母　胆星　橘红　远志　菖蒲　连翘　　茯苓　茯神　玄参　钩藤　丹参　辰砂　生铁落

〔12〕导痰汤：胆星　枳实　陈皮　半夏　茯苓　炙甘草

〔13〕涤痰汤：菖蒲　半夏　竹茹　陈皮　茯苓　枳实　甘草　人参　　胆星　生姜　大枣

〔14〕控涎丹：甘遂　大戟　白芥子

〔15〕至宝丹：人参　朱砂　麝香　南星　天竺黄　犀角（水牛角代）
冰片　牛黄　琥珀　雄黄　玳瑁

〔16〕安宫牛黄丸：牛黄　郁金　犀角（水牛角代）　黄连　朱砂　冰
片　珍珠　栀子　雄黄　黄芩　麝香

〔17〕橘核丸：橘核　海藻　海带　昆布　川楝子　厚朴　木通　枳实
延胡索　桂心　木香　桃仁

〔18〕杞菊地黄丸：枸杞子　菊花　熟地黄　山茱萸　山药　泽泻　丹
皮　茯苓

〔19〕天麻钩藤饮：天麻　钩藤　生石决　山栀子　黄芩　川牛膝　杜
仲　益母草　桑寄生　夜交藤　朱茯神

〔20〕柴胡疏肝饮：柴胡　芍药　枳壳　甘草　川芎　陈皮　香附

〔21〕半夏厚朴汤：半夏　厚朴　茯苓　苏叶　生姜

〔22〕膈下逐瘀汤：五灵脂　当归　川芎　桃仁　丹皮　赤芍　乌药
延胡索　甘草　香附　红花　枳壳

〔23〕当归龙荟丸：当归　龙胆草　芦荟　黄芩　黄连　黄柏　大黄
栀子　青黛　木香　麝香

〔24〕清胆汤：柴胡　黄芩　枳实　银花　连翘　姜半夏　蒲公英　丹
参　大黄　玄明粉（湖北省中医学院附院方）

〔25〕龙胆泻肝汤：龙胆草　山栀子　黄芩　柴胡　当归　生地黄　泽
泻　车前子　木通　甘草

〔26〕羚角钩藤汤：羚羊角　钩藤　桑叶　菊花　竹茹　生地　贝母
甘草　茯神木　白芍

〔27〕补肝汤：当归　白芍　川芎　熟地　枣仁　木瓜　麦冬　甘草

〔28〕暖肝煎：当归　枸杞　小茴香　肉桂　乌药　沉香　茯苓　生姜

〔29〕温胆汤：半夏　陈皮　茯苓　甘草　竹茹　枳实　大枣　生姜

〔30〕参苓白术散：人参　白术　茯苓　甘草　扁豆　山药　莲子肉
桔梗　薏苡仁　砂仁（一方有陈皮）

〔31〕补中益气汤：黄芪　人参　白术　甘草　当归　陈皮　升麻
柴胡

〔32〕归脾汤：党参　黄芪　白术　茯神　酸枣仁　桂圆肉　木香　甘
草　当归　远志　生姜　红枣

〔33〕黄土汤：附子　生地　阿胶　白术　黄芩　甘草　灶中黄土

〔34〕实脾饮：白术　厚朴　槟榔　草果　木香　木瓜　附子　干姜
茯苓　炙甘草　生姜　大枣

〔35〕理中汤：人参　干姜　炙甘草　白术

〔36〕胃苓汤：厚朴　苍术　陈皮　炙甘草　桂枝　白术　茯苓　猪苓
泽泻

〔37〕茵陈蒿汤：茵陈　栀子　大黄

〔38〕益胃汤：沙参　麦冬　玉竹　生地　冰糖

〔39〕清胃散：当归身　黄连　生地黄　丹皮　升麻

〔40〕保和丸：山楂　神曲　半夏　茯苓　陈皮　连翘　莱菔子

〔41〕高良姜汤：高良姜　厚朴　当归　桂心　生姜

〔42〕补肺汤：人参　黄芪　熟地　五味子　紫菀　桑白皮

〔43〕百合固金汤：生地　熟地　麦冬　百合　白芍　当归　贝母　玄
参　桔梗　甘草

〔44〕杏苏散：杏仁　苏叶　桔梗　前胡　枳壳　陈皮　半夏　茯苓
甘草　生姜　大枣

〔45〕桑菊饮：桑叶　菊花　连翘　薄荷　杏仁　桔梗　甘草　芦根

〔46〕桑杏汤：桑叶　杏仁　沙参　贝母　淡豆豉　栀子皮　梨皮

〔47〕麻杏石甘汤：麻黄　杏仁　生石膏　甘草

〔48〕苇茎汤：苇茎　薏苡仁　冬瓜仁　桃仁

〔49〕二陈汤：陈皮　半夏　茯苓　甘草

〔50〕苏子降气汤：苏子　半夏　当归　前胡　厚朴　陈皮　肉桂　甘
草　生姜（一方有沉香无肉桂）　大枣

〔51〕小青龙汤：麻黄　桂枝　细辛　干姜　半夏　五味子　白芍
甘草

〔52〕芍药汤：芍药　当归　黄连　黄芩　大黄　肉桂　甘草　槟榔
木香

〔53〕白头翁汤：白头翁　黄连　黄柏　秦皮

〔54〕葛根芩连汤：葛根　炙甘草　黄芩　黄连

〔55〕四苓汤：猪苓　泽泻　白术　茯苓

〔56〕增液汤：玄参　麦冬　生地

〔57〕润肠丸：生地　当归　枳壳　桃仁　火麻仁

〔58〕养脏汤：白芍　当归　人参　白术　肉豆蔻　肉桂　甘草　木香
　　　　诃子皮　罂粟壳

〔59〕右归丸：熟地　山药　枸杞　山茱萸　肉桂　杜仲　制附子　菟
　　　　丝子　鹿角胶　当归

〔60〕肾气丸：干地黄　山药　山萸肉　泽泻　茯苓　牡丹皮　肉桂
　　　　附子

〔61〕金锁固精丸：沙苑　蒺藜　芡实　莲须　龙骨　牡蛎

〔62〕缩泉丸：乌药　益智仁　山药

〔63〕人参胡桃汤：人参　胡桃　生姜

〔64〕参蚧散：蛤蚧　人参

〔65〕真武汤：茯苓　芍药　白术　附子　生姜

〔66〕六味地黄丸：熟地黄　山萸肉　干山药　泽泻　茯苓　牡丹皮

〔67〕左归丸：大生地　山药　枸杞　山萸肉　川牛膝　菟丝子　鹿胶
　　　　龟板胶

〔68〕八正散：车前子　木通　瞿麦　扁蓄　滑石　甘草　栀子　大黄
　　　　灯心草

〔69〕保元汤：黄芪　人参　甘草　肉桂

〔70〕黄连阿胶汤：黄连　黄芩　芍药　鸡子黄　阿胶

〔71〕知柏地黄丸：六味地黄丸加知母　黄柏

〔72〕茵陈五苓散：茵陈　猪苓　泽泻　白术　茯苓　桂枝

〔73〕一贯煎：北沙参　麦冬　当归身　生地黄　甘枸杞　川楝子

〔74〕逍遥散：柴胡　当归　白芍　白术　茯苓　甘草　生姜　薄荷

〔75〕黛蛤散：青黛　蛤壳

〔76〕泻白散：地骨皮　桑白皮　生甘草　粳米

〔77〕麦味地黄汤：六味地黄汤加麦冬　五味子

〔78〕附子理中汤：附子　人参　干姜　甘草　白术

〔79〕四神丸：补骨脂　五味子　肉豆蔻　吴茱萸　生姜　红枣

〔80〕柴平汤：柴胡　黄芩　人参　半夏　甘草　陈皮　厚朴　苍术
　　　　生姜　大枣

〔81〕麻黄汤：麻黄　桂枝　杏仁　甘草

〔82〕桂枝汤：桂枝　芍药　甘草　生姜　大枣

〔83〕五苓散：桂枝　白术　猪苓　茯苓　泽泻

〔84〕桃仁承气汤：桃仁　桂枝　大黄　芒硝　甘草

〔85〕抵当汤：水蛭　虻虫　桃仁　大黄

〔86〕白虎汤：生石膏　知母　粳米　甘草

〔87〕大承气汤：大黄　芒硝　枳实　厚朴

〔88〕小柴胡汤：柴胡　黄芩　人参　半夏　甘草　生姜　大枣

〔89〕四逆汤：附子　干姜　甘草

〔90〕乌梅丸：乌梅　细辛　干姜　当归　附子　蜀椒　桂枝　黄柏
　　　　黄连　人参

〔91〕当归四逆汤：当归　桂枝　芍药　细辛　甘草　通草　大枣

〔92〕银翘散：金银花　连翘　桔梗　薄荷　竹叶　甘草　荆芥穗　淡
　　　　豆豉　牛蒡子　鲜芦根

〔93〕增液承气汤：玄参　生地　麦冬　大黄　芒硝

〔94〕蒿芩清胆汤：青蒿　黄芩　陈皮　半夏　枳壳　竹茹　茯苓　碧
　　　　玉散（滑石、甘草、青黛）

〔95〕三仁汤：杏仁　生薏苡仁　白蔻仁　飞滑石　白通草　竹叶　厚
　　　　朴　半夏

〔96〕清营汤：犀角（水牛角代）　生地　玄参　银花　连翘　黄连
　　　　丹参　麦冬　竹叶心

〔97〕犀角地黄汤：犀角（水牛角代）　生地黄　丹皮　芍药

〔98〕清瘟败毒饮：石膏　生地　犀角（水牛角代）　黄连　栀子　竹
　　　　叶　牡丹皮　甘草　连翘　桔梗　黄芩　知母　赤芍　玄参

〔99〕大定风珠：炙甘草　干地黄　白芍　麦冬　阿胶　火麻仁　生牡
　　　　蛎　生鳖甲　生龟板　五味子　鸡子黄

〔100〕白虎加人参汤：石膏　知母　甘草　粳米　人参